U0260601

阳　光　照　进　现　实

12周帮你走出抑郁

抑郁的非药物自我疗愈

黄明贵◎编著

山东科学技术出版社
·济南·

图书在版编目（CIP）数据

12 周帮你走出抑郁：抑郁的非药物自我疗愈 / 黄明贵编著 . -- 济南：山东科学技术出版社，2024.4
ISBN 978-7-5723-2025-5

Ⅰ . ① 1… Ⅱ . ①黄… Ⅲ . ①抑郁症 – 精神疗法 Ⅳ . ① R749.405

中国国家版本馆 CIP 数据核字(2024)第056621 号

12 周帮你走出抑郁

——抑郁的非药物自我疗愈

12 ZHOU BANGNI ZOUCHU YIYU——YIYU DE FEIYAOWU ZIWO LIAOYU

责任编辑：吴英华
装帧设计：侯　宇

主管单位：山东出版传媒股份有限公司
出 版 者：山东科学技术出版社
地址：济南市市中区舜耕路 517 号
邮编：250003　电话：（0531）82098088
网址：www.lkj.com.cn
电子邮件：sdkj@sdcbcm.com
发 行 者：山东科学技术出版社
地址：济南市市中区舜耕路 517 号
邮编：250003　电话：（0531）82098067
印 刷 者：东营华泰印务有限公司
地址：山东省东营市华泰工业园
邮编：257335　电话：（0546）6441693

规格：32 开（148 mm × 210 mm）
印张：8.5　**字数：**176 千　**印数：**1~3 000
版次：2024 年 4 月第 1 版　**印次：**2024 年 4 月第 1 次印刷
定价：49.00 元

辛苦你了，陌生的朋友

1

那是四年前的大年初三，凌晨，四楼，我家卧室的窗户旁。我动了 100 次的念头跳下去，却又有 101 个“睡一觉一切都会好起来”的念头冒出来。脑袋里的两个小人在鏖战。前一天我在一个同事姐姐的车上嚎啕大哭，又在姨妈的怀抱里痛哭不止。同事姐姐陪着我哭，讲着自己原生家庭中的那些遗憾与不甘；姨妈不断轻拍着我的后背，温柔的眼神像极了一潭湖水。那是我人生中的至暗时刻。如果不是朋友陪我聊了整整一晚，极有可能，我的生命会定格在那个清冷的夜。

后来，我在广播节目《小新的未央歌》里讲起这个场景，收到了上百条留言。

有人说：

大概一年前我突然意识到自己的情绪生病了，瞒着家里人去医院做了检查，查出抑郁症、焦虑症和失眠症。我当时就震惊了，因为我是一个特别外向、特别开朗的人。半年前，情绪突然失控，在工作岗位上跟客户起冲突，而后开车回家差点出了交通事故。老公半夜发现我在家偷偷自残。家里的狗好像也知道我生病了，比从前乖了很多。

有人说：

被诊断出重度抑郁症，父母说我就是自私只考虑自己，成天想太多，让他们操心。他们还说我每天都是笑嘻嘻的，怎么可能患上抑郁症？这几句话虽然简短，却句句是刀子。得了抑郁症后我才知道，世界真的会变成黑白的。我很感谢我的女朋友，她像一束阳光，照耀我的生活，陪着我恢复，尽管她无法感同身受我的感受。

还有人说：

从治疗抑郁症到现在，已经9年了。9年的时间里，我一直在吃药，中间反复过两次。其实在我治疗之前，我就知道自己得了病，加上那些年，应该有15年的病史了。最讨厌的就是那些所谓的“安慰”了，我比她们更懂那些道理。小新老师，我真的很痛苦。

……

这是真实世界里“他们”最真实的生活：你看着苍穹难登，你看着苦难眼圈泛红，你看着众生皆苦，你看着流离奔波。也许在别人看来很轻松的一件事，却在你心内压了千斤重。

辛苦你了，陌生的朋友。

2

我是一个听故事的人，做深夜广播节目的18年的时间里，每晚都有人跟我讲着最隐秘的心事，掏心掏肺。那些心事，往往蘸着太多的泪水，甚至是血水，我的心也揪着难过。广播节目里的最后，我经常说的一句话是——故事说出来了，心事放下了，我盼望你能够睡一个安稳的觉。没有人知道，外表始终阳光、硕士期间学习犯罪心理学、工作一直顺遂的我，也曾经在跟那只“黑狗”缠斗过。

你看，我们都一样嘛，没什么了不起。

有一位来自精神病医院的护士讲过一句话：“只有抑郁科，我是从来不敢去的。别的科，有狂躁的、傻笑的、要杀人的。只有抑郁科，是一点声音都没有的。”这是世界上最骇人的安静了。我们必须确定的是，抑郁症是一种精神疾病，它远不是太多人通常所理解的不开心，或者小心眼。抑郁症的污名化之下，太多病人有病耻感，甚至陷入了自我攻击，独自承担痛苦，不愿意也不敢向身边的人寻助。

中国精神卫生调查显示，我国成人抑郁障碍终生患病率为6.8%，其中抑郁症为3.4%，目前我国患抑郁症人数9 500万，每年大约有28万人自杀，其中40%患有抑郁症。2020年以后，全球精神障碍疾病负担更加沉重，重度抑郁症和焦虑症的病例分别增加了28%和26%，抑郁症患者激增5300万，增幅高达27.6%。

2021年9月21日，《柳叶刀·精神病学》在线发表了由北京大学第六医院黄悦勤教授领衔的《中国抑郁障碍患病率及卫生服务利用的流行病学现况研究》，研究表明抑郁障碍患者社会功能受损明显，但很少获得充分治疗，在过去12个月被诊断为抑郁障碍的患者中，仅有9.5%的患者曾经接受过卫生服务机构的治疗，而其中仅有0.5%的患者得到了充分治疗。媒体报道显示，目前公众对于抑郁症的了解仍知之甚少，抑郁症患者也依然面临着病耻感强、疾病教育缺失、就医困难等问题。

万物皆媒的时代，每个人都在关心这个世界，都在关注人类这个群体，却鲜有人关心周围一个个具体的人。

这本《12 周帮你走出抑郁：抑郁的非药物自我疗愈》，就从关心你开始——12 周，12 个步骤，12 次“换个角度看世界”“行动起来”和“跟随慧语的指引”。此外，还有年轻摄影师吴祝黎的治愈摄影作品，这所有的一切，似乎都在告诉你：面对这个世界的荒唐、猜忌和莫名的伤害，心中必须有抗住一切的勇气。而这勇气的来源便是，你知道，总有几个人，给过你最温柔的温暖，哪怕现在给不了，那也是他们此生最大的心愿。

温暖，往往比金钱更值钱，比力量更有力量。

3

看见本身，很重要。

这些年，抑郁症的能见度越来越高了——90 后摄影师张楠的《皱起的雾》系列，拍摄了超过 100 个抑郁症女生的写真；非虚构平台“真实故事计划”出了一本《少年抑郁症》的图书；央视拍摄了纪录片《我们如何对抗抑郁》，寻找对抗抑郁全面、可行的路径和方法。

我很认同《12 周帮你走出抑郁：抑郁的非药物自我疗愈》中的一段话：当下最重要的，就是要认识到自己已经患上抑郁症这个事实，要知道自己日常可以做哪些切实可行的“小事”来缓解或是康复，要将这些“小事”付之行动并坚持下去。

不管是本书的作者黄明贵老师，还是已经战胜那条“黑狗”的我，都希望你可以在这本书的“不伤害自己承诺书”上郑重签上自己的名字，并且愿意跟我们一起尝试抑郁症的非药物自我疗愈。

有四句话，大概可以涵盖绝大多数人的心愿：和志同道合的朋友共事，跟情投意合的朋友同居，同饭量旗鼓相当的朋友聚餐，与不那么完美的自己和解。

愿你终可以做到。

要知道，你本就可以做到。

小新

媒体人、作家

写在前面的话

人有喜怒哀乐，月有阴晴圆缺，这是很自然的事。抑郁（depression）是一种情绪状态，主要表现为情绪显著下降，非常悲伤、忧虑，自我评价低，觉得自己没有价值，经常责备自己，不愿与人交往，对平时感到愉快的活动失去兴趣或愉快感。抑郁常伴有失眠，尤其是早醒。很多成年人在生活中都会经历程度不同的抑郁情绪，但这不等于临床诊断的抑郁症（Major Depressive Disorder，MDD）。如果长期的抑郁情绪或抑郁症状没有得到及时地干预处理，就可能发展为抑郁症，甚至发展为持续性抑郁障碍，并严重影响日常生活、工作和社交活动。情绪障碍，尤其是抑郁症，已成为当今社会的一大流行病。据《柳叶刀》医学杂志 2021 年刊载的《中国精神卫生调查》显示，我国成人抑郁障碍终生患病率为 6.8%，其中抑郁症为 3.4%。严格来讲，这个数字有所低估。不少人有这样的印象：在身边认识的人中，常有一两位抑郁症的朋友；关于抑郁症患者自伤自残的事件，也经常见诸各大新闻媒体。

在我国，抑郁症的识别率、就诊率和治愈率都非常低。根据 2021 年的调查，大多数抑郁障碍患者未能到专业机构寻求帮助，仅有 0.5% 的患者得到了充分治疗，抑郁症患者的治疗率仅为 4.7%。究其原因，治疗的可及性以及患者主动求助的意愿较低，是目前面临的两大困难。一方面，心理卫生专业人员严重短缺，尤其是基层医疗机构，这使得抑郁症患者很难就近、及时接受诊治。为此，国家卫生健康委员会在 2020 年 9 月发布了《探索抑郁症防治特色服务工作方案》，旨在加大抑郁症防治工作力度，提高社会公众对抑郁症的知晓度，提高就诊率及规范治疗率，降低抑郁症的年复发率，并初步形成全民关注精神健康、支持和参与抑郁症防治工作的社会氛围。另一方面，基于病耻感、社会歧视和遭受不公平对待等因素的考虑，患者一般不愿意接受治疗，尤其害怕被贴上“精神病人”的标签。这是需要政府、社会、家庭多方通力合作，才能改善和解决的一个长期问题。

毫无疑问，对于身陷抑郁症的患者，到医院精神科或心理科接受治疗是最佳选择。但是对于院外患者（症状轻微的患者），我们能提供什么样的帮助呢？吃药当然是简便易行的办法，可是精神类药物的不良反应不容小觑，这也是很多患者不愿意接受药物治疗的原因之一。除了吃药，我们还有别的办法吗？研究发现，积极的心理干预加上科学、合理、健康的生活方式也能较大程度地缓解症状。

人作为一个整体，牵一发而动全身，不能将其看作是各个部分简单相加之和。对于疾病尤其是抑郁症，我们应该从多个方面进行干预，才有可能取得满意的效果。

本书内容如无特别说明，都是指广义的抑郁症，而不是单指临床诊断的抑郁症。本书没有讲述抑郁症发病机制、临床症状，以及治疗的原理。我认为，这些内容对于抑郁症患者并不重要，他们当下最重要的是，一要正视自己已经患上抑郁症这个事实，二要明确自己日常可以做哪些切实可行的“小事”来缓解症状，三要将这些“小事”付诸行动并坚持下去。患者应该把有限的精力，用到最可能带来改善和治愈的事情上，如改善睡眠、调整饮食结构、坚持体育锻炼、进行冥想与放松训练、清除体内毒素（毒性情绪和化学物质）等。抱着积极主动的心态，充分利用身体智慧，激活并调动起自身的治愈能力，才有望早日走出抑郁的阴霾。

富兰克林曾经说过，“把知识告诉我，我会忘记；做给我看，我也可能记不住；让我亲自参与其中，我才会有深刻的理解和认识”。因此，请大胆一点，不要害怕在书上勾勾画画。拿出你的笔，画出那些让你有共鸣的句子，勾出那些你想再仔细品读的部分，边阅读边记下你的想法。对于每章的“跟随慧语的指引”，你可以反复诵读或抄写，领悟其中的智慧，从而实现“静心—转念”，然后“起而行”。花点时间完成那些“小事”，之后再回过头看看，你会吃惊地发现自己的进步。人生就是一场修炼，人生也需要修炼，只是我们的修炼方式各有不同。希望本书能给你带来一些帮助，让你更加真实地看待自己，为处于困境中的你带来一道光，也祝你早日涅槃重生。

最后，我要向山东科学技术出版社表示感谢，尤其感谢吴英华编辑的支持和帮助。因知识水平和阅历有限，书中不足之处在所难免，欢迎读者朋友提出宝贵的意见和建议，我会认真记录下来，以便再版时修改完善。我的邮箱：MTH803@qq.com。另外，如需书中练习示范视频或正念引导音频，请电邮领取。

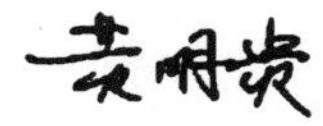

辛丑年盛夏，于山城

不伤害自己承诺书

我＿＿＿＿＿＿，同意并承诺：在接下来的日子里，不伤害自己，不实施自杀行为。如果情况紧急，联系不上我的家人和朋友，我将会拨打 120 求助，或者直接到医院急诊科接受帮助。

我的家人姓名：＿＿＿＿＿＿＿＿，电话：＿＿＿＿＿＿＿＿

＿＿＿＿＿＿＿＿，电话：＿＿＿＿＿＿＿＿

我的朋友姓名：＿＿＿＿＿＿＿＿，电话：＿＿＿＿＿＿＿＿

＿＿＿＿＿＿＿＿，电话：＿＿＿＿＿＿＿＿

承诺人签字：

年　　月　　日

目　录
Contents

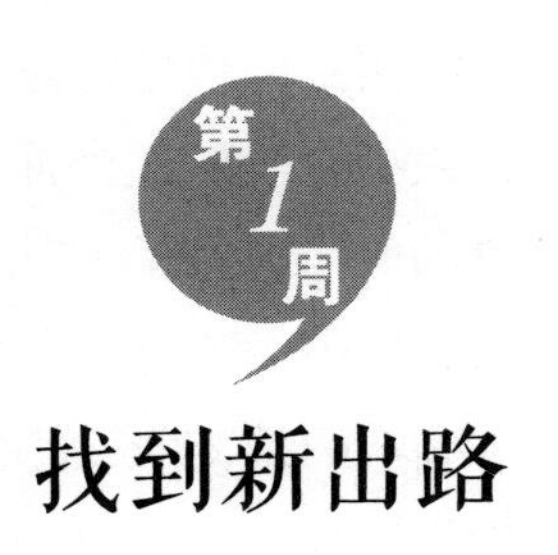

找到新出路

为何人们感觉康复就像海市蜃楼那么遥不可及？

当人们开始意识到自己患有抑郁症的时候，普遍的反应就是“这都是我脑子的问题！给点时间自己就会好”，或者暗示自己“得赶紧从抑郁中走出来！不允许这种情绪存在”。

通常对于那些因悲伤或创伤事件而抑郁或暂时情绪低落的人而言，时间是最好的良药，每个人都有自愈力，心理的自然复原力会慢慢治愈这些伤痛。尽管每个人都是自己最好的咨询师，但对于抑郁症患者来说，时间并不能治愈他们心理的伤痛。

事实上，抑郁症是真实存在的，并且会带来巨大痛苦，甚至让人心生恐惧。当抑郁症耗尽了一个人的希望，他想要早日解脱的时候，抑郁症甚至会危及生命。抑郁症不仅对个人的生活造成损失，还会给家庭、企业和社会带来巨大的压力。

确定的是，抑郁症是能够治愈的，而且治愈后复发率很低。我们应该相信，经过长期的持续治疗，抑郁症患者的状态会得到有效的缓解。本书所介绍的内容，是从生理、心理、精神三个层面上，各种治疗方法的结合。

阳光照进现实

1. 抑郁症是真实存在的，不为我们的意志所左右。对于抑郁症患者来说，他们中的许多人都听过诸如“你会克服这个阶段”或“保持积极的想法，你会感觉好些”或“你必须要有信心，才能战胜抑郁症”之类的话。事实上，抑郁症是痛苦的，患抑郁症的人会陷入一种持续的、普遍性的痛苦情景中，这种痛苦，只有身处其中才能体会，身边的人很难理解。因此这类“好建议”作用与效果不佳。

你的自身情况：你是否觉得被误解了？你在患抑郁症时，收到了哪些麻木不仁的建议？

2. 许多抑郁症患者忽略了自己的情绪感受，事实上，他们应该有所行动。在抑郁症人群中，37% 的成年人和 60% 的青少年没有接受过任何治疗。最近的研究表明，在那些寻求帮助的患者中，大约有三分之一的人即便接受治疗，但效果甚微。

你的自身情况：你有没有为你的抑郁症寻求过帮助？如有，采取过哪种方式？你在选择治疗方案方面有什么经验？

3. 抑郁症是由多种因素引发的，可采取多种治疗方法。不过大多数医生推荐单一疗法（抗抑郁药物、谈话疗法、认知行为疗法等）来解决这种并不是单一因素引起的疾病。

你的自身情况：你对抑郁症的药物治疗有什么看法？是否有人（医生、咨询师或朋友）向你推荐了某些特殊的治疗方法？如有，疗效如何？

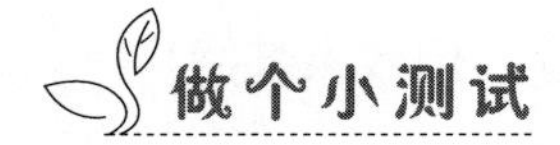

做个小测试

你试过哪些方法来改善抑郁症？效果如何？回答以下问题，用数字表示：1= 几乎没有帮助，2= 不是很有帮助，3= 有一点帮助，4= 比较有帮助，5= 非常有帮助。

1. 保证充足的睡眠：有规律地作息，每晚至少睡 7 个小时。

1　2　3　4　5

2. 强化营养均衡：少吃加工食品和甜食，多吃水果和蔬菜，适当服用营养补充剂和益生菌。

1　2　3　4　5

3. 坚持体育锻炼：每天至少进行30分钟的连续运动，如散步、太极拳等。

1　　2　　3　　4　　5

4. 合理使用电子设备：尝试自己每天有多段“不玩手机”的时间，睡觉时关掉电子设备，每周留出一整天不使用电子设备。

1　　2　　3　　4　　5

5. 管理生活压力：客观地评估你的压力水平，寻求减少压力的办法。

1　　2　　3　　4　　5

6. 处理或净化情绪：通过心理咨询、写日记等方式，缓解愤怒、内疚和恐惧情绪。

1　　2　　3　　4　　5

7. 宽恕他人和自己：想办法缓解内心的伤痛，原谅那些伤害过你的人。

1　　2　　3　　4　　5

8. 解决成瘾问题：认识到你的强迫行为（软瘾），并努力克服它们。

1　　2　　3　　4　　5

9. 参加精神实践：冥想、正念等。

1　　2　　3　　4　　5

10. 定期身体排毒：经常食用具有抗氧化功能的天然食品，并戒除烟酒等。

1　　2　　3　　4　　5

注：“做个小测试”，是为了引导你反思自身实际情况，承认并接纳自己目前的状态，这才是重点。因此，对于你的回答得分，我不做详细的分析和解读。

换个角度看世界

1. 关于抑郁症，你有什么看法或理解？你的内心对话（我不应该这样想……我只需要努力克服它……我会被这一疾病击垮……得抑郁症是我基因有问题……痛苦的童年生活使我抑郁……）是什么？写下你真实的想法。

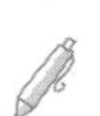

2. 写出你期望达到的状态。假如你没有患抑郁症，描述一下你理想的生活。

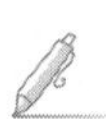

我将何去何从

1. 你会用什么词来描述抑郁症（如沉重、负担、虚弱、困惑、启发等）？选择一些对你有意义的形容词，写下它们对你的意义。

2. 你发现做这些事情对缓解抑郁症有帮助，写下你的经验和体会。

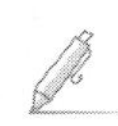

3. 你最大的挑战是什么？这可能是一个现实问题、情感问题或精神问题。

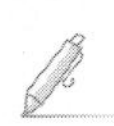

4. 大多数人都渴望摆脱抑郁症，这是可以理解的。但是，这种磨难让你学到了一些东西。你从抑郁症中学到了什么？

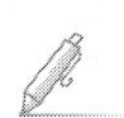

5. 你认为精神信仰和抑郁症有什么关联？你是否认为应该更有信心战胜抑郁症？或者你是否把精神信仰作为你的力量源泉？写下你的想法。

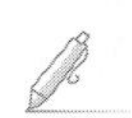

行动起来

现在是开始行动的时候了。我们已经探讨了许多促使你思考的话题。现在，让我们把这些想法付诸行动。

1. 探索可能适合你的治疗方法。从安全性和获益两方面进行觉察与选择，写下你的意向，并计划完成这一行动。

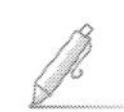

2. 同病友谈谈，了解哪些方法有助于缓解抑郁症。询问身边你信任的人，他是如何应对抑郁症的？哪些方法对你有用？记下你的发现。

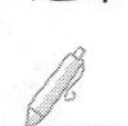

3. 认清你的阻力，并写下来。是什么阻碍了你面对自己的抑郁症？是什么阻碍了你寻求帮助？例如，大多数抑郁症患者很难找到积极寻求帮助的动力，有些患者则刻意避开那些会导致抑郁的情绪问题。对你来说，是什么让你陷入了困境？

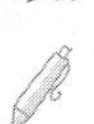

4. 观察记录生活情况和症状改善情况。

（1）去医院做一次检查。具体检查项目由医师决定，可参考本书第 15 页内容。检查结果非常重要，将作为你调整饮食结构、补充相应营养素的一个依据。你可以将检查结果贴在本书最后一页，方便查看。

（2）每周末（在本周内容全部结束后，下周内容开始之前）用附录2的量表自评一次，将结果记入附录3表格中，并绘制“症状改善轨迹图”。

（3）将每日饮食情况（早、午、晚餐的就餐时间、所吃食物，全天饮水量等）记入《生活情况记录表》（附录 4）中的相应位置。

（4）每日排便后，观察大便的形状、颜色、排便量、排便次数等情况，将其记入《生活情况记录表》（附录 4）中的相应位置。

（5）将每日睡眠情况（上床时间、醒来时间、睡眠时长、夜间醒来次数等）记入《生活情况记录表》（附录 4）中的相应位置。

5. 以下工作由你来做。为了促进康复，本周你打算从哪三个方面做一些小改变?

（1）

（2）

（3）

歇一下，再出发

你可能正在与抑郁症抗争，或者正在经历抑郁症的折磨。无论你是在抗争还是在受苦，你都要深信——你的父母、家人和朋友，都希望你能得到治愈。抑郁症可能会让你感到孤独和痛苦，但你并不是一个人在战斗，我们与你同在。

暴风雨过后，我们会看到天空中挂着美丽的彩虹。这些彩虹仿佛是在庆祝雨后阳光的到来。你也要像阳光那样，努力冲破抑郁症的阴霾，之后将会迎来丰富多彩的生活。你所有的经历都会成为你的财富，你会变得更加勇敢、坚定而有力量。

跟随慧语的指引

知止而后有定，定而后能静，静而后能安，安而后能虑，虑而后能得。

——曾子《大学》

五色令人目盲；五音令人耳聋；五味令人口爽；驰骋畋猎、令人心发狂；难得之货、令人行妨。是以圣人为腹不为目，故去彼取此。

——老子《道德经》

明道曰："圣贤千言万语，只是教人将已放底心，反复入身来，自能寻向上去，下学而上达。"

——康熙《御纂朱子全书》

每个早晨都对着镜子问自己"如果今天就是世界末日，我还会去做我原本打算去做的事吗"，如果连续一周的答案都是

“不！”的话，是时候去改变什么了。

——史蒂夫·乔布斯（Steve Jobs）

我们所认识的那些拥有美丽人生的人，是那些知道失败、经历苦难、知道抗争、知道失去，并找到了走出深渊之路的人。他们感激生活，对生活敏锐，理解生活，他们充满了同情、温柔和深切的爱心关怀。美丽的人生不是偶然发生的。

——伊丽莎白·库伯勒·罗斯

记录你的旅程

本周你做了一些新的尝试，向前迈进，改掉旧习惯，养成新习惯。

这一页是用来写“旅行”日记的。你探索出了哪些有效的方法呢？把你的冒险记录写在这里吧。利用这页空白，提问、列清单、涂鸦，记录你的进步和对你影响重大的事件。

再多一些

激活身体的自愈能力

自愈是身体的本能。无序到有序，生病到康复，都是自然规律。但要激发机体自身的自愈力，需要自己付出努力。很多人生病后，被痛苦的症状所困，或顺其自然任由发展，或寄希望于医生药到病除；还有些人被疾病折磨得已经没有了治疗的动力。其实，不管是任其发展还是求助医疗技术，你最终能够康复，大都归功于身体的自愈力，药物只是帮助激活机体的自愈力罢了。

在当今这个社会，我们承担着多种角色和责任，承受着来自各方面的压力，在照顾家庭、哺育后代、维护友情和职场工作中，已经耗得精疲力竭。不过，我们强撑着成为“强人”。人们与自己所处的快节奏社会保持高度警惕，却对他们最重要的工具——身体，缺乏深层的感知。这是一种慢性身体损耗，源于现代社会对我们身体的索取，也源于我们丧失了与自己身体的沟通。其实，很多疾病在早期就有了端倪，但人们忍着偶尔的疼痛和不适，并视其为“小麻烦”，却没有意识到这是身体在提醒自己：出状况了，该注意了！

聆听身体发出的信号，并不只是为了免于生病，还关乎你现在的健康和生命力。我们的身体，有它的智慧，平时要经常与它交流，聆听它的声音，读懂它向我们发出的信号。可是很多人因为身心的疲乏，忽略了身体发出的声音，以至于等到疾病发展到非常严重的时候，我们才猛然觉醒。此时，为时已晚，也为时未晚。只要我们足够重视，及时采取措施，对身体智慧善加利用，就能开启机体的自愈之旅。

身体智慧可以通过多种方式获取，可以通过测量记录（比如脉搏或血压），可以通过感官觉察（比如知道你自己什么时候想吃东西了，或什么时候想打个盹，或什么时候想上厕所），也可以通过直觉获得（比如意识到职场竞争是你失眠和头痛的罪魁祸首）。有的时候，你甚至会发现你的潜意识在梦境里与你对话。

通往身体智慧的路向我们每个人开放，只要我们对身体智慧善加利用，及早发现身体发出的疾病信号，及早通过改变生活方式、调整饮食结构、坚持体育锻炼、排出体内毒素、练习正念和冥想、改善睡眠质量，就能激活身体的自愈能力，从而将疾病消灭在萌芽状态，促进身心健康。

到医院做个身体检查

虽然血液检查本身没有治愈效果，但从血液检查报告中得出的信息非常有用。表 1 列出的这些检查项目，都是经过临床研究证实与抑郁症的发生和发展密切相关。你可以请医生根据你的自身实际情况，确定必要的检查项目。

表1　推荐去医院做的检查项目

序号	检查项目	序号	检查项目
1	空腹血糖和血浆胰岛素	13	血清肉毒碱
2	血液生化	14	血清叶酸和维生素 B_2
3	同型半胱氨酸	15	亚甲基四氢叶酸还原酶（MTHFR）基因变异
4	C 反应蛋白	16	血清 25- 羟维生素 D_3
5	血细胞计数和血清铁	17	ABO 血型和 Rh 血型
6	甲状腺激素全套	对于重金属和毒素，可考虑检查	
7	甲状旁腺激素		
8	脱氢表雄酮和硫酸脱氢表雄酮	1	尿液重金属检测
9	睾酮	2	血液重金属检测
10	雌激素和黄体酮（女性）	3	唾液皮质醇检测
11	乳糜泻检查	4	尿液激素检测
12	食物过敏原 IgG 抗体	5	血清汞浓度

在进行血液检测前，最好禁食 8 小时。处于月经期的女性，请告诉医生你的月经周期，医生会根据月经时间确定具体检查项目。

血液检测结果可以帮助你初步了解当前的身体健康状况，并依此进行饮食结构的调整，也可以更有针对性地治疗。

重视肠道健康

肠道健康会影响抑郁症的康复，所以治疗中必须重视肠道健康。每天早晨能在固定的时间顺畅排便，代表你的肠胃功能正常。正常的排便能预防疾病，有效地维持身体的健康。如果排便不畅，会引发健康问题和情绪问题。符合下列所有条件，才算是正常的排便。

※ 每天早上都能不费力、顺畅排便。首先，每天排便非常重要。如果正常饮食，每天就会排便 1~2 次；如果 2~3 天才排便 1 次，就属于便秘状态。其次，排便顺畅也是“好大便”的标准之一。如果大便坚硬，需要屏住呼吸、用尽全身力气才能排便，这说明大便中缺少水分。

※ 正常大便软硬适中，呈香蕉状，漂浮在水面上。正常大便中含水量为 80%，更形象地说，如果大便像牙膏那样柔软，那么水分就达到了 80%。如果大便像香蕉那样硬，则大约为 70% 的含水量。如果大便呈稀泥状，说明含水量达到了 90%，这就是腹泻了。

※ 达到 2~3 根香蕉的排便量。理想的排便量为每天 200~300 克。借助体重计，我们可以比较排便前后的体重差异，从而大致算出大便重量。但是，我们在上厕所时还会有小便，因此还要减去小便的重量。一般情况下，每次的小便量约为 300 克。

※ 大便颜色浅，没有恶臭味。正常的大便是黄褐色或棕黄色，也没有恶臭和腥臭味。长期吃肉过多，导致肠道内有害菌增多，大便会散发出腐败的臭味。有害菌越多，大便颜色越黑。

要想排出正常的大便，可以通过改善饮食结构，增加水果和蔬菜的摄入、吃发酵食品（酸奶、豆豉、泡菜等）和服用高效能益生菌来保持肠道健康。酸奶中的益生菌，可以改善大便的“颜色”和“臭味”；增加膳食纤维的摄入，可以增加大便量，而且还可以控制大便在肠道内的停留时间。

另外，早晨起床后喝一杯白开水，能够促进肠道蠕动，有助于顺畅排便。你也可在固定的时间去厕所，即使最初可能没有便意，只是静静地蹲着，但坚持几日后，身体就会逐渐记住那个时间就是“排便时间”。慢慢地，你就能每天在那个固定时间排便了。

你如果经常腹泻，或有持续的消化问题、慢性疼痛、身体疲倦、排便出血，而且原因不明，不妨去医院做个食物不耐受试验（食物过敏原 IgG 抗体检测），或者用饮食排除法，找出过敏原，并在日常生活中远离过敏原。因为食物过敏与抑郁症等多种精神疾病密切相关。如果去掉过敏因素，抑郁症状就会有很大的改观。

睡能还精，睡能养气

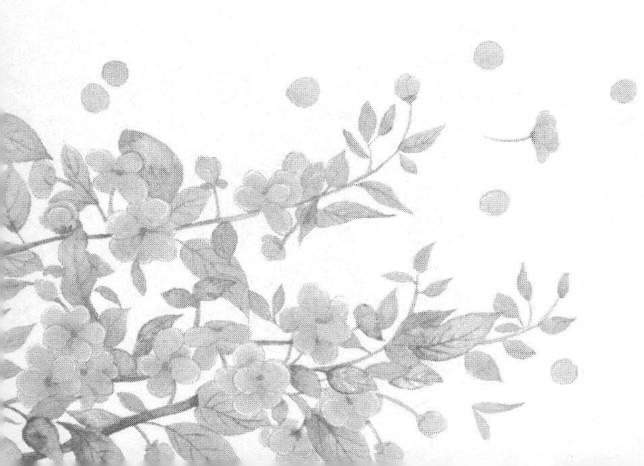

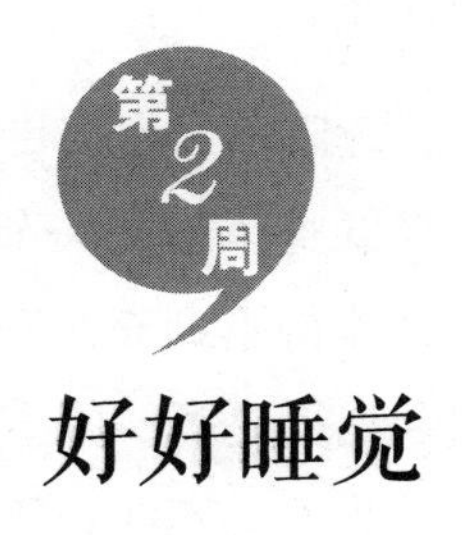

好好睡觉

睡觉不仅可以恢复机体活力，还有助于改善情绪和记忆力。

抑郁症和压力、创伤、丧亲等密切相关，但它和睡眠之间的联系，你可能知道得不多。临床研究发现，抑郁症患者更容易受到睡眠问题的困扰。因此，在治疗方案中必须重视睡眠问题。

睡眠不足对我们的大脑、身体和情绪的影响很大。如果没有充足的睡眠，大脑的整体活动就会减少，会出现记忆力下降、注意力不集中、工作效率下降等现象，从而影响我们的认知与行为。

睡眠不足也会影响身体机能和康复。睡眠不足会损害心脏，会降低身体修复关节和肌肉损伤的能力，甚至影响体重，因为当身体得不到充足睡眠时，体内控制食欲的激素就会减少，我们会吃得更多，体重也就随之增加。

此外，不能忽视睡眠和情绪之间的关系。研究发现，在重度抑郁症患者中，将近 90% 的患者同时遭受失眠的困扰。是抑郁症引起了睡眠障碍，还是睡眠障碍引起了抑郁症，目前没有统一的认识，不争的事实是，睡眠障碍和抑郁症之间相互影响，形成了恶性循环。

阳光照进现实

1. 不是只有你的睡眠不好。有数据表明，超过三分之一的成年人和超过三分之二的青少年睡眠明显不足。其中一个主要原因是电子产品的过多使用。事实证明，睡前使用手机会对生理和心理产生刺激，并激活大脑，使之兴奋，自然难以入睡。

你的自身情况：你有睡眠问题吗？你能找出一些让你晚上睡不好觉的原因吗？你在睡觉前使用电子产品吗？如有，它对你的睡眠产生了怎样的影响？

2. 抑郁症和睡眠问题是相互影响的，你不妨对自己的睡眠情况做一些研究。比如，情绪低落时，往往伴有睡眠不足，二者相互影响形成恶性循环。

你的自身情况：前一天晚上没睡好，第二天你会有哪些不适？对你的情绪有何影响？

3. 当睡眠问题得到解决后，抑郁症状也会缓解。由于抑郁症和睡眠问题是相互影响的，只要解决了其中任何一个，你就可能打破这个恶性循环。

你的自身情况：是否有人鼓励你改善睡眠，因为良好的睡眠可以缓解抑郁症？你对改善睡眠有没有信心？

做个小测试

你尝试过以下方法来改善睡眠吗？以下行为你多久做一次，用数字回答：1= 不经常，2= 偶尔，3= 经常但不定期，4= 经常且定期，5= 几乎每天。

1. 多到户外活动，亲近大自然，沐浴阳光。

1　2　3　4　5

2. 多运动，多锻炼身体。

1　2　3　4　5

3. 晚上让房间尽可能地保持黑暗。

1　2　3　4　5

4. 晚上把手机放在远离床铺的地方或放在别的房间。

1　2　3　4　5

5. 晚间做放松仪式，比如冥想或听舒缓音乐，使自己在睡觉前放松下来。

1　2　3　4　5

6. 睡前不要吃重口味、油腻或辛辣的食物。

1　2　3　4　5

7. 睡前不要玩手机，或使用电子产品。

1　2　3　4　5

8. 睡前把第二天要做的事情列个清单，让大脑处于放空状态。

1　2　3　4　5

9. 睡前尽量不要讨论让人兴奋的话题。

1　2　3　4　5

10. 上床就睡觉，不要说话。不要在床上做与睡觉无关的事。

1　2　3　4　5

11. 要是睡不着，就起来做点事情，不要躺在床上。

1　2　3　4　5

研究表明，以上行为可改善睡眠，你不妨试一试，要坚持住哦。

换个角度看世界

1. 你认为睡眠对你的身心健康有什么影响？你是否告诉自己“我只是睡不着”？你是否准备余生都与睡眠问题抗争？你是否认为“生活中难免会有睡眠问题，睡眠质量不太可能得到改善”，或是“希望有一天能找到解决办法”？写下你真实的想法。

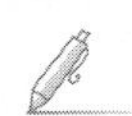

2. 写出你期望达到的睡眠状态。描述一下你心中理想的睡眠状态。

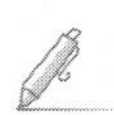

我将何去何从

1. 睡眠对你意味着什么？晚上你害怕睡觉还是期待睡觉？为什么你会害怕睡觉或是期待睡觉？

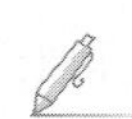

2. 过去你尝试过哪些方法来改善睡眠？你经常做这些事吗？如果你没有经常做，原因是什么呢？

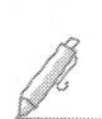

3. 为了改善睡眠，你付出了多少努力？有没有已知的习惯可以帮助你睡得更好，你却迟迟不愿接受这些习惯？如果是这样，为什么？

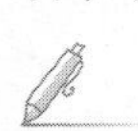

4. 你是工作狂吗？你是否有过这样的想法：如果我总是牺牲睡觉时间来完成工作，别人就会觉得我更追求上进、更有责任感？这是应有的一种健康态度吗？如果你的朋友因为这样的想法，导致了睡眠问题和抑郁症，为了帮助他，你会告诉他什么？

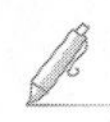

5. 和朋友探讨应对失眠的方法，并将可行的方法整理记录下来进行尝试。

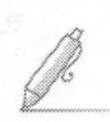

行动起来

现在是开始行动的时候了。我们已经探讨了许多促使你思考的话题。现在，让我们把这些想法付诸行动。

1. 在睡前 1~2 个小时仔细检视你的习惯。比如，评估你的饮食习惯，使用电子产品的习惯，让自己放松的习惯（如腹式呼吸或正念呼吸等），你还能做些什么改变？

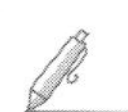

2. 评估你的卧室。列出你今天能做的三件事，以帮助你今晚睡得更好（例如，清理杂物，铺上新床单，移走会发光的电子产品）。

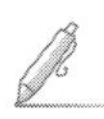

3. 用“利弊清单”激励自己。在以下空白处中间画一条竖线，在竖线左边写下睡眠不足时你的感受；在竖线右边写下睡眠充足时你的收获与感受。

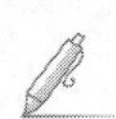

4. 以下工作由你来做。为了促进康复，本周你打算从哪三个方面做一些小改变？

（1）

（2）

（3）

歇一下，再出发

休息是机体的自然运作规律，具有恢复功能，因此我们需要遵循“日出而作，日落而息”的原则。

研究发现，每周休息一天可以让我们放下压力和焦虑；每天晚上可以通过睡眠释放压力，缓解焦虑。

有时为了完成负荷的工作，很多人不得不牺牲休息和睡眠时间。实际上，当我们在生活中有意地为休息和睡眠创造条件，真正掌握休息的规律，这会让我们更加健康。

跟随慧语的指引

夫卫气者，昼日常行于阳，夜行于阴，故阳气尽则卧，阴气尽则寤。

——《黄帝内经·灵枢》

卧勿大语，损人气力……屈膝侧卧益人气力……凡眠，先卧心，后卧眼。

——孙思邈《备急千金要方》

天地生人以时，动之者半，息之者半。动则旦，而息则暮也……吾人养生亦以时，扰之以半，静之以半。扰则行起坐立，而静则睡也……若是，则养生之诀，当以睡眠居先。睡能还精，睡能养气，睡能健脾益胃，睡能坚骨壮筋。

——李渔《闲情偶寄》

一忌仰卧；二忌忧虑；三忌睡前恼怒，四忌睡前进食；五忌睡卧言语；六忌睡卧对灯光；七忌睡时张口；八忌夜卧覆首；九忌卧处当风；十忌睡卧对炉火。

——睡眠十忌

记录你的旅程

本周你做了一些新的尝试，向前迈进，改掉旧习惯，养成新习惯。

这一页是用来写“旅行”日记的。你探索出了哪些有效的方法呢？把你的冒险记录写在这里吧。利用这页空白，提问、列清单、涂鸦，记录你的进步和对你影响重大的事件。

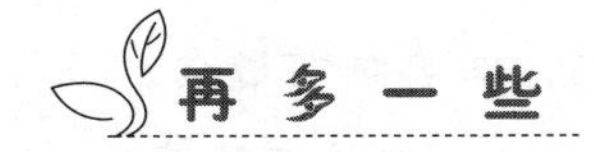

再多一些

睡多少时间合适

多数成年人会因为多睡而获益。表 2 列出的是不同年龄段人群为了获得最佳机体状态，大多数人需要的睡眠时间。

表 2　不同年龄段最佳睡眠时长

年龄段	最佳睡眠时间	备注
65 岁以上	5.5~7 小时	午睡不超过 1 小时
30~65 岁	男性 6.5 小时， 女性 7.5 小时	保证 22 点至次日早 5 点的睡眠时间
13~29 岁	8 小时左右	最晚 23 点上床，6 点起床
4~12 岁	10~12 小时	睡眠别超过 12 小时
1~3 岁	夜间 12 小时， 白天 2~3 小时	睡前 1 小时最好洗温水澡
1 岁以下	16 小时	夜间不要频繁喂奶、换尿布

乐眠操练起来

乐眠操是一种简便可行的助眠方法，是在我国道家养生功法“筑基功”的基础上，以中医经络理论为指导，结合正念心理治疗研发而来。主要通过转动人体头部以下、腰部以上的躯干部分，达到锻炼任脉和督脉的作用。在练习过程中，因为意念专注于身体的转动，减少了心中杂念，可以达到“心止一处”的正念状态，从而起到放松和专注的作用。具体练习方法和步骤如下。

1. 预备

着宽松衣服，身体直立，平视前方，面带微笑，脚跟并拢，脚尖分开 30~60 度。转动躯干时，头部尽量保持静直，不要随着躯干摆动，目光直视前方。自然呼吸，意念专注于身体的转动，并默数躯干转动次数。身体左右各转动 1 次，计数 1 次。练习时如果心中有杂念，则温和地把意念重新带回到身体的转动上来。

2. 正式练习

对于下面每节动作，初学人员先做 50~100 次，如无身体不适，渐增至 200~300 次。每两节动作之后，进行放松运动。放松运动方法：身体直立，两腿分开与肩同宽，半蹲状态，手指并拢，双臂前后自然摆动，摆动幅度尽可能大，目标次数 100 次。动作示范人：王青波。

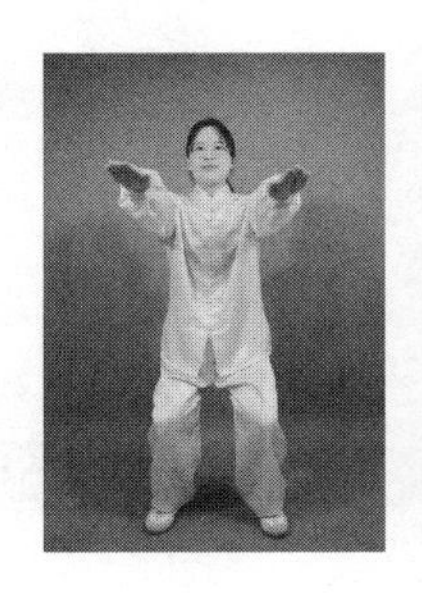
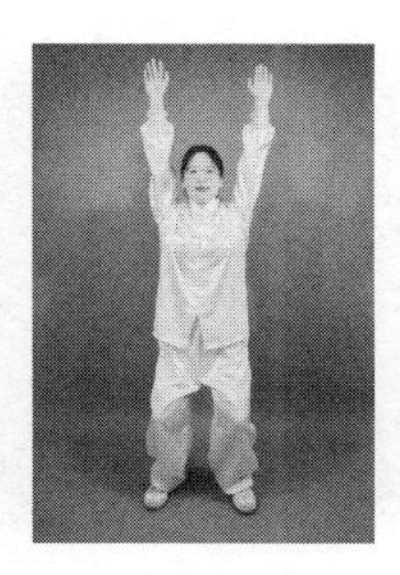
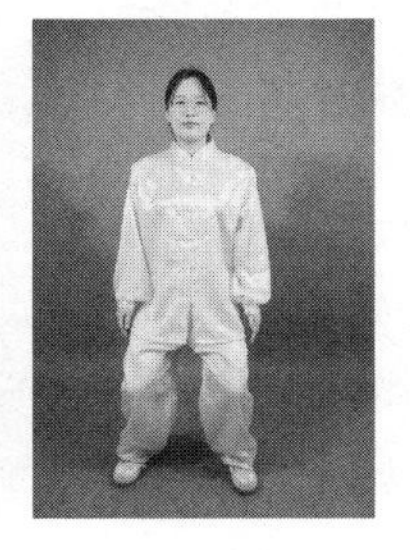

放松运动

第一节　气海

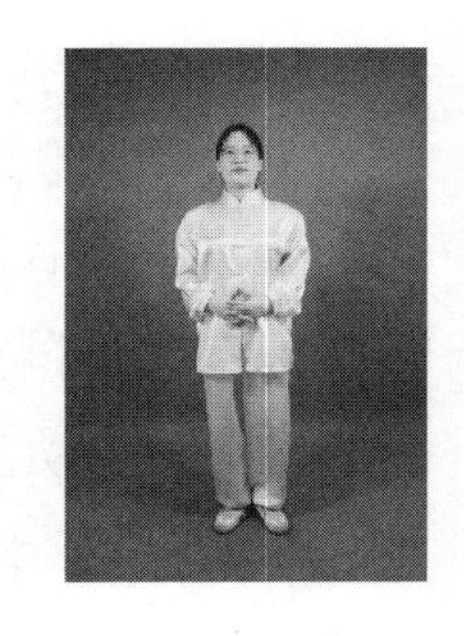

气海穴属任脉，位于下腹部前正中线上，在脐下 1.5 寸。

双手交叉，拇指相抵置于肚脐处，左右转动躯干，头部保持不动。目标次数 300 次。

第二节　命门

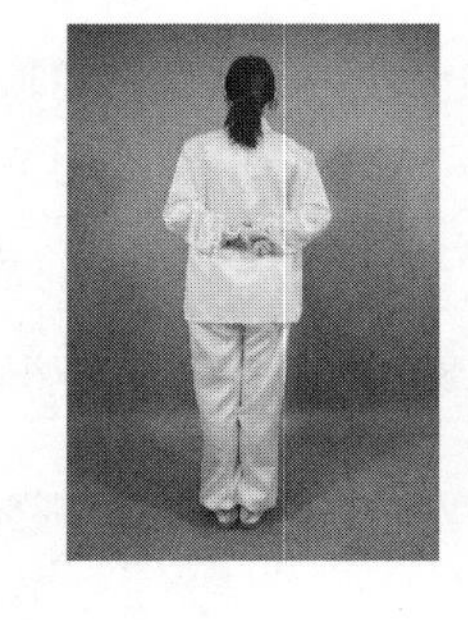

命门穴属督脉，位于第二、三腰椎棘突间。

双手置于腰后，用一只手握另一只手的手腕，左右转动躯干，头部保持不动。目标次数 300 次。

放松运动 100 次。

第三节　大椎

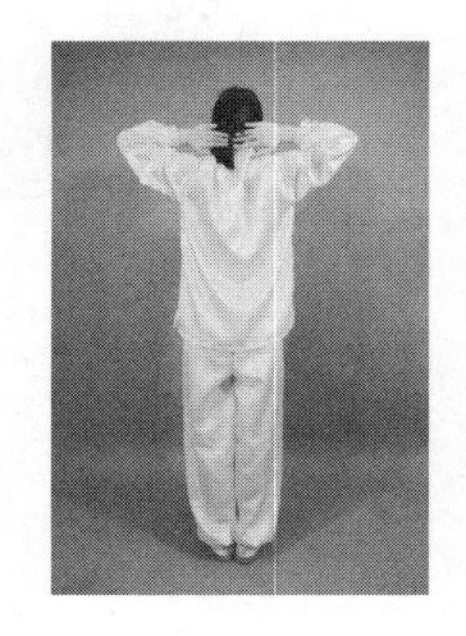

大椎穴属督脉，位于后背正中线上，第七颈椎棘突下凹陷中。

双手手指并拢伸直，置于颈后，掌心朝前，手不要接触到头颈部，左右转动躯干，头部保持不动。目标次数 200 次。

第四节　百会

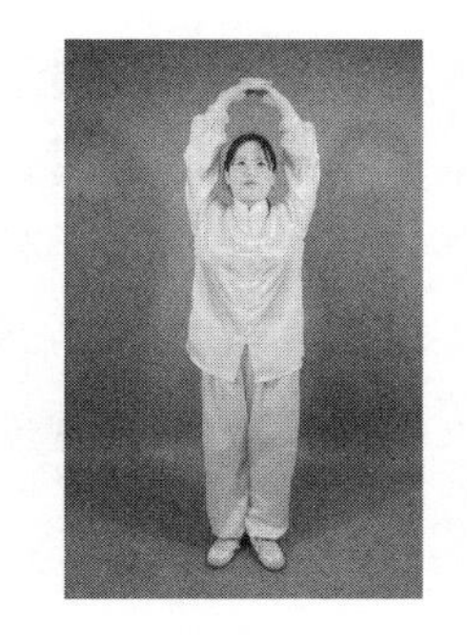

百会穴属督脉，位于后发际正中上7寸，两耳尖直上头顶正中。

双手交叉，置于头顶，双臂尽量伸直，左右转动躯干，头部保持不动。目标次数200次。

放松运动100次。

第五节　神庭

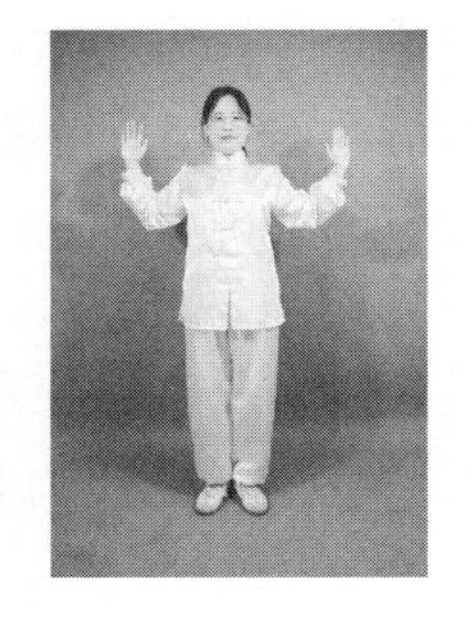

神庭穴属督脉，位于前发际正中直上0.5寸。

双手手指并拢，举于身体两侧，掌心朝前，左右转动躯干，头部保持不动。目标次数300次。

第六节　膻中

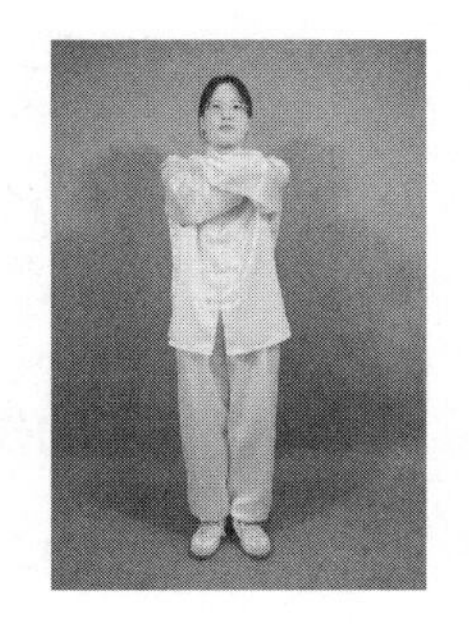

膻中穴属任脉，位于胸部前正中线上，两乳头连线之中点。

双臂交叉抱于胸前，左右转动躯干，头部保持不动。目标次数300次。

放松运动100次。

3. 补充说明

做乐眠操时，头部须保持不动，不能随躯干转动而转动，否则容易出现头晕；躯干转动幅度尽可能大，循序渐进增加转动幅度和次数，做完整一套动作大约需要 50 分钟。练习初期关节异响属正常现象，练习中如有明显身体不适，请咨询医生能否继续练习。

自我按摩助眠

用手掌按摩百会穴，每次顺时针和逆时针方向各 50 圈；用拇指或食指指腹点按印堂穴；用拇指按摩合谷穴，以有酸胀感为佳；用拇指按摩太冲穴，不宜用力过大，以适度微痛为宜，循序渐进。以上穴位每日自行按摩 2~3 次。

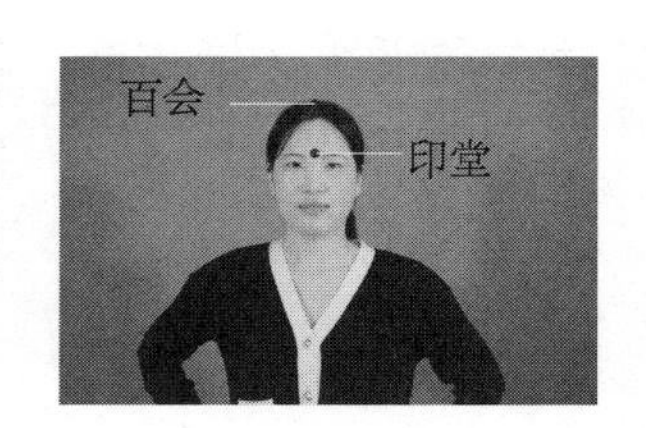

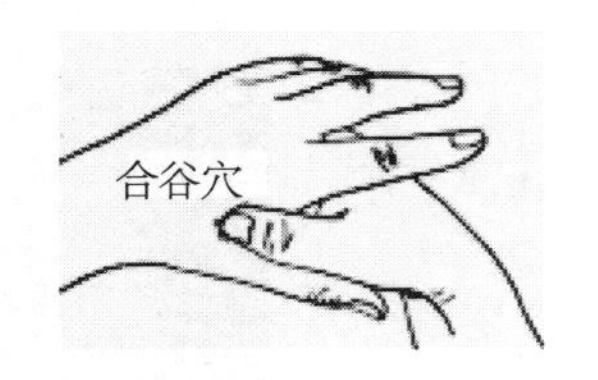

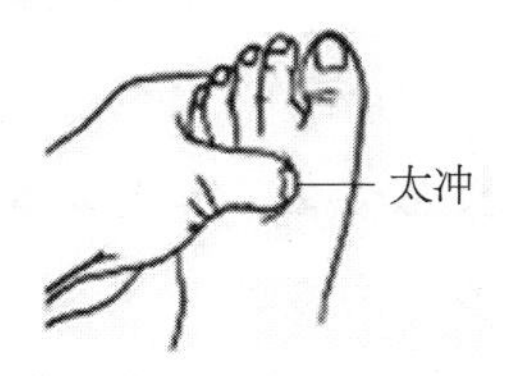

培养规律的作息习惯

1. 养成“自然醒”的睡眠习惯

有的人作息规律，每天定时睡觉，早上到点自然醒来；有的人每天睡觉时间不定，早上要靠闹钟叫醒。这是两种完全不同的睡眠体验，睡眠质量也有很大差异。早上自然醒来的人，精力充沛，心情愉悦；被闹钟吵醒的人，睡眼惺忪，情绪烦躁。自然醒是最符合人体生物钟的睡眠方式，有益身心健康。为了培养这种健康的睡眠习惯，大家可以尝试下面两种方式。

※ 调整上床睡觉时间：每天到点睡觉，按时起床。人的正常睡眠时间由4~5个睡眠周期组成，每个睡眠周期大约90分钟；要保证每晚7.5小时的睡眠时间，那么就需要5个睡眠周期。因此，关键在于把握正确的入睡时间。根据公式“入睡时间=起床时间-7.5小时”，如果要在早上6∶30起床，那么晚上23∶00就该上床睡觉。要想很快养成到点自然醒的习惯，开始可能有点困难，但可以利用闹钟将叫醒时间设定在固定起床时间，只要能坚持一段时间，生物钟就会自然调准。

※ 让早晨的阳光叫醒：睡觉前不要把窗帘拉得过于严实，有意留几条小缝，让清晨的阳光照进卧室，唤醒沉睡的身体。人的机体对于光线有一种本能的反应，光会促使人体分泌激素，让人从深度睡眠状态慢慢苏醒过来。光的叫醒作用并不亚于闹钟，而且醒来后没有闹钟叫醒的那些不良反应。另外，你也可以买一盏台式自然唤醒灯放在床头，睡前设定好起床时间，当时间快到的时候，自然唤醒灯就会按照等级逐渐增强光亮，仿若早晨初升的太阳，温柔地唤醒沉睡中的你。醒来后，不要立即翻身起床，在床上再躺几分钟，给身体一些适应时间，伸个懒腰，活动活动筋骨，等意识清醒后再慢慢穿衣服起床。

你知道长期被闹钟叫醒的危害吗？

当身体从睡眠状态过渡到清醒状态时，体温、心跳、血压、呼吸频率、脑电波都会发生变化：呼吸会从每分钟16次提高到

24次，心跳每分钟加快10次，脑电波从每秒8次提高到30次。闹钟叫醒违背了身体的自然状态，时间久了会对健康造成不利影响。有研究显示，人在深度睡眠中突然被强烈刺耳的声音惊醒，容易使人体的自主神经系统产生应激反应，引起心跳加快，血压升高，肾上腺素水平迅速上升，从而增加高血压等心脑血管疾病的风险。如果长此以往，甚至还会引起内分泌系统紊乱、情绪障碍等疾病。

另外，醒来后最好不要再睡回笼觉。哈佛大学的研究发现，如果反复地“惊醒－再次入睡”，可能会导致慢性疲劳。因为这样会导致人体分泌一种名为“腺苷”的化合物，当血液中腺苷含量上升，就会使人感到更加困倦，进而陷入“睡眠－觉醒”循环，使人难以完全清醒。有些上班族，既想多睡一会儿，又不想上班迟到，于是他们想出一个简便可行的办法——密集地每隔几分钟设置一个闹钟。其实这样并不明智，闹钟通过打断睡眠周期，从而唤醒身体；如果醒后再次入睡，并在短时间内再次被闹钟吵醒，这会影响激素分泌过程，引起生物钟混乱。

2. 科学地设置闹钟

平时应按时睡觉，准点起床，养成自然醒的好习惯。如果因为某些原因，迫不得已需要闹钟叫醒，在设定闹钟的时候，请遵循以下几点。

※ 叫醒时间的设定：为了减少闹钟叫醒带来的不良反应，并保证每晚7.5小时的睡眠时间（5个睡眠周期），可以将叫醒时间设定在第5个睡眠周期结束的时刻。如果临时有事需要早起，那就提前上床睡觉，或者缩短睡眠时间；但有一点需要记住，尽量将闹钟叫醒时间设定在睡眠周期结束的时刻。

※ 闹铃声音的选择：闹铃声音的选择应与情绪状况相匹配。心情抑郁或情绪低落的人，应该选择曲调欢快有力的闹铃声；焦虑不安的人，应该选择旋律平静舒缓的闹铃声；而瀑布声或鸟叫声等大自然的声音，不适合做起床叫醒的闹铃声，因为这些声音过于轻柔，难以叫醒沉睡中的人，这种音乐只适合睡前放松的时候听。因此，闹铃声音最好是选择节奏舒缓的轻音乐，而且音量不宜过大，最好是由小到大逐渐增大。

※ 闹钟的摆放位置：应该距离枕头有一定的距离，不要将闹钟直接放在枕头边或床上。最好是放在离床 3~5 步的低矮家具上面。这样当你被闹钟吵醒后，起身走过去按停闹钟，会刺激身体发出运动指令到大脑皮层，随着肢体的活动，整个人就慢慢清醒过来了。

胃不和，则卧不安

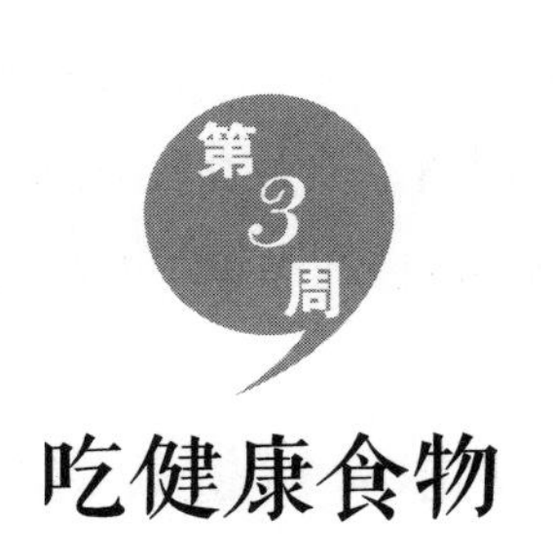

吃健康食物

吃健康的食物可以带来好情绪。均衡的营养和充足的水分，可以增强身体对抑郁症的抵抗力。

饮食决定了大脑是否得到了必需的营养，也决定了肠道微生物菌群的健康状况，这些微生物菌群是生活在肠道里的一百多万亿个细菌的集合。有研究表明，肠胃问题也是引发抑郁症的一个原因。

如果我们摄取的食物营养丰富，肠胃健康且菌群均衡，患抑郁症的风险就会降低。同样，如果我们常吃垃圾食品，肠胃不健康且菌群失衡，患抑郁症的概率就会大大增加。

事实上，任何对抑郁症的治疗和干预都不能忽视食物对情绪的影响。改变饮食结构，让大脑获得所需的营养，让肠道微生物菌群保持健康和平衡，这可能是摆脱抑郁症较可靠的方法之一。

阳光照进现实

1. 富含营养的食品和适当的营养补充剂有助于心理健康。研究表明，由水果、蔬菜、全谷物、鱼、橄榄油和低脂奶制品组成的地中海饮食可以降低患抑郁症的风险。食物除了提供营养外，还含有许多对大脑和情绪有益的物质。

你的自身情况：回忆一下，为了大脑的营养供给，你最近吃了哪些食物？你喜欢吃有益大脑健康的食物（地中海饮食）吗？或者你很少吃或是不喜欢吃这些食物？

2.肠道内微生物菌群是心理健康的重要组成部分。对于抑郁症患者来说，肠道健康至关重要，因为肠道里的菌群会影响情绪。这些微生物中的一部分会向大脑发送信息，让人变得或焦虑，或快乐，或满足，或抑郁。我们肠道里既有有益菌，也有有害菌。有益菌以天然食品中的植物纤维为食。那些有害菌以什么为食呢？糖类。事实上，高糖饮食和深加工食品对肠道内的微生物菌群破坏最大。

你的自身情况：你知道肠道内微生物菌群失衡可能会引起抑郁症吗？根据你的饮食情况，你认为自己肠道里的哪些细菌较多——有益菌（它们喜欢植物纤维）还是有害菌（它们喜欢糖类）？

3.抑郁的大脑通常缺乏必需的营养物质用以产生神经递质。科学合理地补充营养素非常重要，因为这可以促进神经递质的产生，强化脑细胞之间的传导。

你的自身情况：你服用过或正在服用营养补充剂吗？你知道哪些补充剂对大脑健康有帮助？

做个小测试

你的大脑是否获得了所需要的营养素？表3列出的这些食物都对大脑有益，对照表格左侧两列，然后判断你的饮食（食物和补充剂）是否能满足这种需要。

表3　大脑所需的营养素

大脑所需的营养素	含量丰富的食物	你的饮食是否满足所需
β－胡萝卜素	杏仁、西兰花、哈密瓜、胡萝卜、羽衣甘蓝、桃子、南瓜、菠菜、红薯	□满足　□不满足
维生素C	蓝莓、西兰花、葡萄柚、猕猴桃、柑橘、辣椒、土豆、草莓、西红柿	□满足　□不满足
维生素D	三文鱼、蛋黄、酸奶、全脂牛奶、杏仁奶、奶酪	□满足　□不满足
硒元素	豆类、低脂奶制品、坚果、海鲜、全麸谷类	□满足　□不满足
ω－3脂肪酸	脂质鱼（鲭鱼、三文鱼、金枪鱼）、亚麻籽、菜籽油、核桃、深绿色蔬菜	□满足　□不满足
多酚类物质	咖啡、绿茶、葡萄酒、洋葱、石榴、蓝莓、黑巧克力	□满足　□不满足

换个角度看世界

1. 你认为健康食品和营养素对你的身心健康有哪些影响？相比十年前，你现在对大脑所需营养素的了解有哪些变化？写下你的真实想法。

2. 写出你期望达到的状态。你希望养成什么饮食习惯？低糖饮食、多吃天然健康食品会对你的生活带来哪些方面的影响？

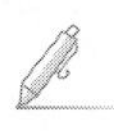

我将何去何从

1. 对于饮食，你的认识是什么？可以是正面的，也可以是负面的，比如想吃点甜食奖励自己，或认为健康食品太清淡无味，或想吃健康食品，但因为没有时间做饭，只能去外面吃快餐，等等。

2. 当你试着想吃得更健康时，发生了什么？你认为改变饮食习惯有多难？你有信心可以逐渐成功吗？

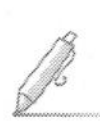

3. 什么食物是你最难放弃的？快餐，加工过的休闲零食，还是甜食？为什么你总是控制不住要吃这些食物？它们对你有什么特殊意义？吃这些食物，你有怎样的感受呢？

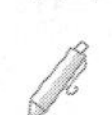

4. 你是否在生理或心理上对某些食物有依赖？你不吃甜食最长能坚持多久？

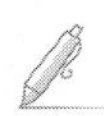

5. 当你不再吃深加工食品和甜食，而改吃天然健康食品时，你感受到了哪些直接的好处？谈谈这个改变对你的影响。

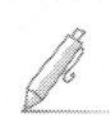

行动起来

现在是开始行动的时候了。我们已经探讨了许多促使你思考和行动的话题。现在，让我们把这些想法付诸行动。

1.减少饮食中的糖分。评估你的饮食习惯和生活方式，确定你需要将饮食中的糖控制在什么水平。你是否嗜糖成瘾（不吃糖就会感觉非常痛苦）？你是否已经开始控制糖的摄入量，但觉得还需要进一步加以控制？注意：你在减少对糖的依赖时，不要转向糖的替代品，因为它们比真正的糖更甜，这会让你的大脑和味蕾对甜味更加依赖。

2.本周“做个小测试”中的表格，列出了有益大脑健康的营养素和相关食物。如果你的饮食没有为你的大脑提供必要的营养素，那就调整过来。在你本周的购物清单中，写下你要购买的有益于大脑健康的食物，并把这些食物加入到你本周的饮食中。

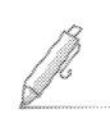

3. 增加水的摄入量。水是人体内不可缺少的物质，约占体重的60%~70%。每天的摄水量可根据自己的体重来计算。一般情况下，每天摄水量（毫升）=40× 体重（千克）。饮水要少量多次，每次约200毫升。写下你每天需要的饮水量?

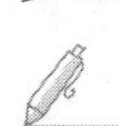

4. 以下工作由你来做。为了促进康复，本周你打算从哪三个方面做一些小改变?

（1）

（2）

（3）

歇一下，再出发

随着现代社会分工的精细化，有些人可能不太清楚平日吃的食物是怎么生产出来的。也许你经常会听见身边有人这样说，“现在真是太好了，不用自己下地种庄稼，甚至都不需要知道玉米长在哪儿,只要想吃,花钱就能买到”。我们不知道的是，常吃的加工食品中可能掺有大量的糖和化学添加剂，这与为身体补充能量的自然方式相去甚远。

难道现在不是回归本源的时候吗?

跟随慧语的指引

夫五味入胃，各归所喜，故酸先入肝，苦先入心，甘先入脾，辛先入肺，咸先入肾。久而增气，物化之常也。气增而久，夭之由也。

——《黄帝内经·素问》

食品本多，忌品不少，有条有节，有益无损。遵生颐养，以和于身。日用饮食，斯为尚矣。

——顾仲《养小录》

所食之味，有与病相宜，有与身为害，若得宜则益体，害则成疾，以此致危，例皆难疗。

——张仲景《金匮要略》

饮食所以养生，而贪嚼无忌，则生我亦能害我。况无补于生，而欲贪异味以悦吾口者，往往隐祸不小。

——高濂《遵生八笺》

欲调饮食，先匀饥饱。大约饥至七分而得食，斯为酌中之度，先时则早，过候则迟。然七分之饥，亦当予以七分之饱……此平时养生之火候也。有时迫于繁冗，饥过七分而不得食，遂至九分十分者，是谓太饥。其为食也，宁失之少，勿犯于多。多则饥饱相搏而脾气受伤，数月之调和，不敌一朝之紊乱矣。

——李渔《闲情偶寄》

记录你的旅程

本周你做了一些新的尝试，向前迈进，改掉旧习惯，养成新习惯。

这一页是用来写“旅行”日记的。你探索出了哪些有效的方法呢？把你的冒险记录写在这里吧。利用这页空白，提问、列清单、涂鸦，记录你的进步和对你影响重大的事件。

再多一些

优先选择有机食品

饮食是心理健康的一个重要组成部分，最近的多项研究表明，大量摄入水果、蔬菜、全麦食物、鱼肉、橄榄油、低脂乳制品和抗氧化剂，以及摄入较少动物性食物的饮食模式，会降低抑郁症的发病风险。而大量食用红肉和深加工肉制品、精制谷物、甜食、高脂肪乳制品、黄油、土豆和高脂肪肉汤，以及摄入较少水果和蔬菜的饮食模式，会增加抑郁症的发病风险。因此，在日常生活中，我们要少吃甚至不吃垃圾食品（如油炸食品、腌制食品、深加工肉制品、高糖类饮料、方便面类食品、烧烤类食品等），优先选择有机食品。

※ 选有机食品，认准有机认证。有机食品包装上都有有机产品认证标志，包括认证机构名称或标识、有机码等，有机食品一品一码，刮开有机码即可辨真伪。目前，有机市场由一些重要的有机产品进口国和有机产品生产国进行规范。通常来说，获得的认证越多，意味着产品的质量获得的认可越高。

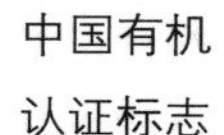
中国有机认证标志

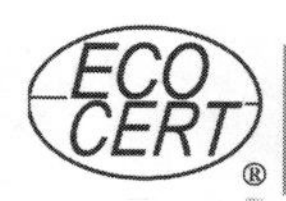

欧盟有机认证标志

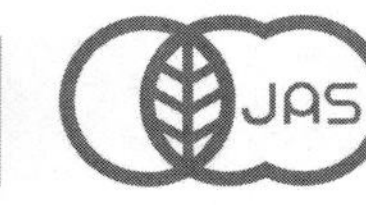

日本有机认证标志

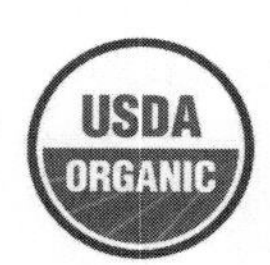

美国有机认证标志

※ 选有机食品，可查询网站或公众号确认信息。标有中文“中国有机产品”字样和英文“ORGANIC”字样的产品，认证机构对每枚认证标志标注唯一的有机码，并采取防伪追溯技术。你也可以登录“中国食品农产品认证信息系统”（网址：http：//food.cnca.cn）或“国家认监委”公众号的“服务”栏目，进入“公众查询”，核实生产加工企业是否已经获得认证及证书是否已经过期等信息。

※ 选有机食品，要通过正规渠道购买。有机食品与普通食品的营销渠道不同，你可以到有机食品专卖店、大型商场、超市以及口碑好的生鲜网站购买，尽量不要到农贸市场、批发市场或不可信的网站购买。

合理膳食，营养均衡

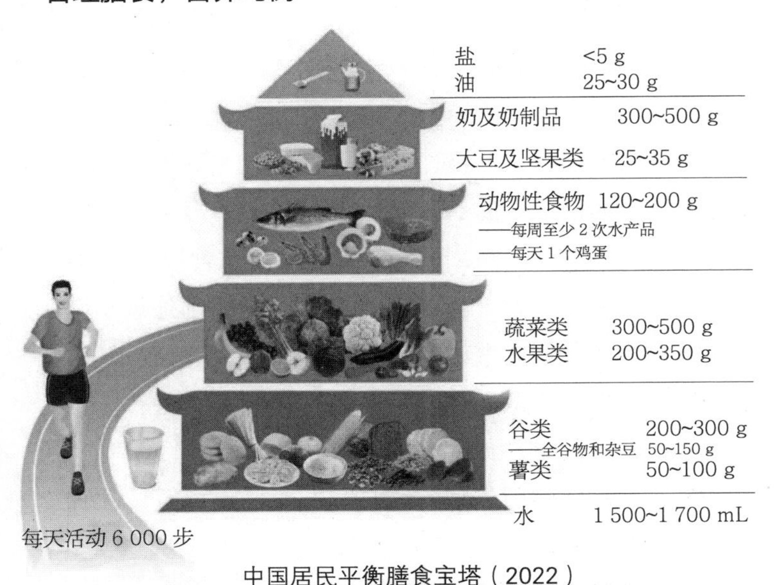

中国居民平衡膳食宝塔（2022）
（图片来源《中国居民膳食指南（2022）》）

身心健康离不开均衡的营养摄入，而良好的膳食模式是保障营养充足的基础。在日常饮食中，可参照中国居民平衡膳食宝塔（2022）推荐的每日食物种类和摄入量，每餐要专心吃饭、细嚼慢咽，然后将每日饮食情况和排便情况记入《生活情况记录表》（附录 4）中，并根据排便情况，调整纤维素的摄入量，改善饮食结构。

※ 饮食多样是平衡膳食模式的基本原则，只有多种食物组成的膳食才能满足人体对能量和各种营养素的需要。

※ 选择多种小份食物，粗细搭配，荤素搭配，避免单一，有利于实现食物多样化。

※ 平均每天摄入 12 种以上食物，每周 25 种以上食物（烹调油和调味品除外）。

※ 每天的膳食应包括谷薯类（至少 3 种）、蔬菜水果类（至少 4 种）、畜禽鱼蛋类（至少 3 种）、奶豆坚果类（至少 2 种）等食物。

※ 早餐至少摄入 4~5 个品种，午餐摄入 5~6 个品种，晚餐摄入 4~5 个品种，零食 1~2 个品种。

另外，如果有条件，可以坚持地中海饮食模式。地中海饮食具有以下特点（带 * 标记的食物会降低抑郁症患病率）。

※ 单不饱和脂肪酸在饱和脂肪酸中的占比高 *；

※ 水果和坚果摄入量占比高 *；

※ 豆类摄入量占比高 *；

※ 全麦谷物和面包摄入量占比高；

※ 肉类和肉制品摄入量占比低；

※ 牛奶和乳制品摄入适量；

※ 鱼肉摄入量占比较高；

※ 蔬菜摄入量占比高；

※ 红酒饮用适量。

饮食有度，切忌暴饮暴食

人体每天需要的总能量是由许多因素决定的，包括年龄、性别、体重和身体活动强度。减重、维持体重、增重以及其他因素都会影响能量摄入。根据人体每天需要的总能量，可以得出每日需要摄入的食物份数。表 4 列出了普通饮食模式下，不同身体活动水平的成年人每天需要的食物份数。

表 4　身体活动水平与所需食物量

食物组	份 /g	轻度身体活动水平 / 份		中度身体活动水平 / 份		重度身体活动水平 / 份	
		男性	女性	男性	女性	男性	女性
谷类	50~60	5.5	4.5	7.0	5.0	8.0	6.0
薯类	80~85	1.0	0.5	1.5	1.0	1.5	1.5
蔬菜类	100	4.5	4.0	5.0	4.5	6.0	5.0
水果类	100	3.0	2.0	3.5	3.0	4.0	3.5
畜禽肉类	40~50	1.5	1.0	1.5	1.0	2.0	1.5
蛋类	40~50	1.0	1.0	1.0	1.0	1.0	1.0
水产品	40~50	1.5	1.0	1.5	1.0	2.5	1.5
大豆	20~25	1.0	0.5	1.0	0.5	1.0	1.0
坚果	10	1.0	1.0	1.0	1.0	1.0	1.0
乳品	200~250	1.5	1.5	1.5	1.5	1.5	1.5
食用油	10	2.5	2.5	2.5	2.5	3.0	2.5

说明：以上数据来源于中国营养学会的《中国居民膳食指南（2016）》。

合理使用营养补充剂

如果因为食物耐受不良或个人喜好（如素食、生食、忌口多种食物等）而限制饮食，你可以考虑在饮食计划中加入营养补充剂，比如5-羟色氨酸、ω_3-脂肪酸（EPA和DHA）、叶酸、维生素补充剂、α-硫辛酸、S-腺苷-L-蛋氨酸等，但一定要在医生指导下服用，因为使用剂量不当会出现不良反应。

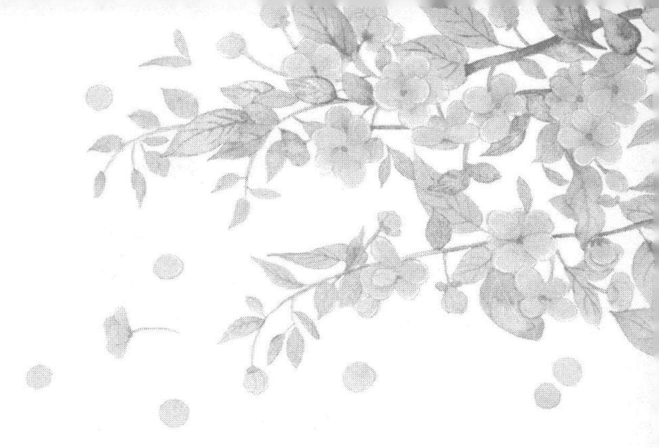

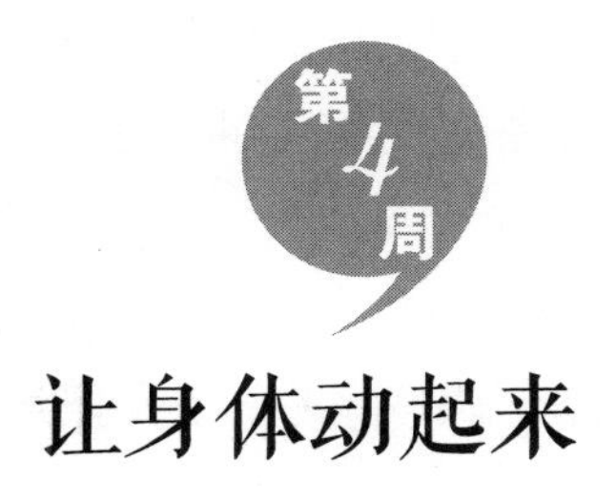

让身体动起来

出去走走，多亲近大自然，改善自来。体育活动可极大地改善情绪，加快新陈代谢。

运动会使身体分泌一些激素，从而产生愉悦、轻松的情绪。比如，去甲肾上腺素可以提高注意力和记忆力；多巴胺会给机体带来快乐和成就感；血清素可以调节食欲、睡眠、记忆、性欲和社会行为；内啡肽与愉悦感和幸福感有关。

运动对身体健康也有好处。运动可以促进心血管健康，强健骨骼和强壮肌肉，提升睡眠质量。运动还会影响心态、提高自信心、激发创造力与想象力，能以健康的方式来应对压力。

研究表明，只要每天能拿出 20 分钟慢走，或每周 1 个小时左右的时间来进行有氧运动，你就能获得运动带来的好处。

出于诸多原因，有些人不愿意锻炼。他们会把运动和初中体育课联系在一起，把运动与减肥的反复失败关联起来。他们可能还会想象跑步者在人行道上狂奔，满脸通红，大汗淋漓。当然，抑郁症的人通常没有什么精力或动力参加体育活动。

其实，方法很简单，只要动起来，动身去做点什么——任何事——很快你就会发现心情有了变化。

阳光照进现实

1. 运动可以改善抑郁症。研究表明，运动可以改善情绪，对抑郁症有积极的作用。医学博士约翰·瑞迪（John Ratey）在他的著作《运动改造大脑》中解释了其中的原因。根据瑞迪的说法，抑郁的大脑会陷入一个恶性循环，运动是理想工具，可以重新启动和重新编程陷入恶性循环的大脑。

你的自身情况：如果你经历过或正在经历抑郁症，你是否感觉到你的大脑陷入了一个恶性循环？在你最抑郁的时候，你有锻炼吗？当你做运动时，你有没有发现你的身体和情绪发生了变化？

2. 坚持每周运动 1 小时就会带来惊喜。研究表明，每周进行 1 小时的低强度运动，可以保护人们免受抑郁症侵扰。

你的自身情况：如果你每周的运动时间不足 1 小时，原因是什么呢？细算一下，每周 1 小时的运动，相当于平均每天不到 9 分钟。每天花 9 分钟运动就可以显著改善你的情绪，到底是什么阻碍了你坚持运动呢？

3. 运动对身心健康都会产生积极影响。美国运动医学院的迈克尔·布拉科（Michael Bracko）博士曾说："运动是灵丹妙药……运动确实可以治愈某些类型的心脏病，以及癌症、关节炎和抑郁症。"运动还可以强健骨骼和强壮肌肉，降低血糖。

你的自身情况：除了抑郁症，你还有哪些健康问题？尝试并感受一下运动对于改善你的这些健康问题起到了哪些作用？

做个小测试

你的身体健康情况如何？来做个小测试吧。回答以下问题，用数字表示：0= 几乎从不，2= 极少，4= 有时，6= 偶尔，8= 经常，10= 总是。请对照你的实际情况，真实回答。

1. 经常散步。每天至少步行 3 000~5 000 步。

0　2　4　6　8　10

2. 只要条件允许，选择爬楼梯上楼，而不是坐电梯。

0　2　4　6　8　10

3. 每周至少做 3 次，每次 20 分钟的有氧运动。

0　2　4　6　8　10

4. 在离目的地较远的地方下车，增加步行的距离。

0　2　4　6　8　10

5. 每周至少进行3次力量训练（如俯卧撑、平板支撑、深蹲等）。

0　2　4　6　8　10

6. 在工作期间，经常从座位上起来活动、走动。

0　2　4　6　8　10

7. 每周锻炼身体 3~5 次。

0　2　4　6　8　10

8. 坚持长期参加一项体育运动。

0　2　4　6　8　10

总得分：

50~80 分——恭喜你！你过着积极向上的生活。

30~50 分——还有进步的空间，但你绝对是非常努力地坚持运动。

0~30 分——你还在等什么呢？动起来吧！记住，即使每天只运动 10 分钟，你也可以从体育锻炼中获得诸多好处。

换个角度看世界

1. 你认为运动对你的身心健康有哪些影响？近年来你的这些看法有变化吗？生活中的哪些经历促使你愿意主动进行运动？写下你真实的想法。

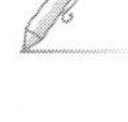

2. 写出你期望达到的状态。多运动会对你的生活带来哪些影响？

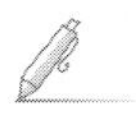

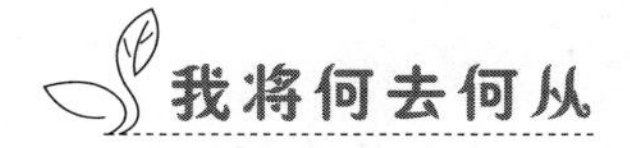

我将何去何从

1. 说起运动，你会想到什么呢？比如，小时候在学校筛选运动员的测试中得了倒数第一名，这让你认为“运动让我尴尬难堪”或感觉“我一点都不擅长运动”。

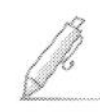

2. 什么运动或活动是你一直想做而未做的？比如，你一直想去爬山、游泳、徒步旅行或学滑雪。未做的原因是什么？

3. 身体是革命的本钱，你期待运动带给你怎样的感受？期待分享你的运动计划。

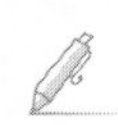

4. 如果你已经有运动的习惯或积极的生活方式，你内心的感受是怎样的？期待你的分享！

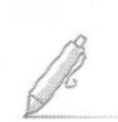

5. 写下你过去用来糊弄自己的三个关于运动的谎言。现在用三个相应的事实来戳穿这些谎言。

（1）

（2）

（3）

行动起来

现在是开始行动的时候了。我们已经探讨了许多促使你思考和行动的话题。现在，让我们把这些想法付诸行动。

1. 今晚开始做一些准备工作，明天就行动。接下来你要准备好运动衣，重新安排你的行程，安排好散步的时间，或者给当地健身中心打个预约电话。

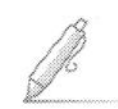

2. 找个可以和你一起去健身房或者散步的朋友。有人一起锻炼可以让运动变得更有价值——当有其他人参与进来时，你很难违背自己的承诺。

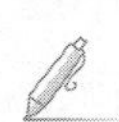

3. 做一张表格或日历，记录你每天是如何将更多的运动融入自己的生活中。

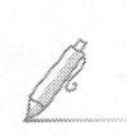

4. 以下工作由你来做。为了促进康复，本周你打算从哪三个方面做一些小改变？

（1）

（2）

（3）

歇一下，再出发

生命就是一份礼物。我们必须照顾好自己的身体，这样我们才能充分享用这份礼物。我们的家人，也需要我们的照顾，前提是我们要有健康的身体。生命在于运动，当我们抽出时间锻炼时，我们就是在享受生活，同时也在照顾我们的身体。

你可以做到！不论处于哪个年龄段，从事何种职业，身体状况如何，你都能通过运动改善情绪和生活。

跟随慧语的指引

身体的健康因静止不动而破坏，因运动练习而长期保持。

——古希腊·苏格拉底

人体欲得劳动，但不当使极尔。动摇则谷气得消，血脉流通，病不得生；譬如户枢不朽是也。

——陈寿《三国志·华佗传》

养性之道，常欲小劳，但莫大疲，及强所不能堪耳。且流水不腐，户枢不蠹，以其运动故也。养性之道，莫久行久立，久坐久卧，久视久听，盖以久视伤血，久卧伤气，久立伤骨，久坐伤肉，久行伤筋也。

——孙思邈《备急千金要方》

有健全之身体，始有健全之精神；若身体柔弱，则思想精神何由发达？或曰，非困苦其身体，则精神不能自由。然所谓困苦者，乃锻炼之谓，非使之柔弱以自苦也。

——蔡元培

很多人说，我没有足够的时间锻炼。多么扭曲的逻辑！我们不是没时间，而是不去做。每周3到6个小时，每天（每天！）最多就30分钟的时间。而这会给本星期剩余的162到165个小时带来诸多益处，因此这并不是过分的要求。

——史蒂芬·柯维（Stephen Covey）

记录你的旅程

本周你做了一些新的尝试，向前迈进，改掉旧习惯，养成新习惯。

这一页是用来写“旅行”日记的。你探索出了哪些有效的方法呢？把你的冒险记录写在这里吧。利用这页空白，提问、列清单、涂鸦，记录你的进步和对你影响重大的事件。

再多一些

运动的益处

运动是强身健体、延年益寿的重要方法。西方医学之父希波克拉底曾说“阳光、空气、水和运动，是生命和健康之源泉”。美国耶鲁大学的横断研究发现，运动的好处多多。

※ 有氧健身、跑步或慢跑、骑自行车、游泳及家务劳动等类型的运动，都有助于减轻心理压力。

※ 在所有运动类型中，有氧健身、骑自行车和大众团体运动对心理健康的益处较大。

※ 积极参加体育锻炼的人每月心情欠佳的天数，比那些不参加体育锻炼的人更少；在抑郁障碍人群中，体育锻炼带来的获益更明显,他们平均每月心情欠佳的天数比不锻炼者少很多。

欧洲精神病学协会的指导意见认为，体育锻炼可以给精神障碍患者带来多方面的获益；而长期久坐的生活方式，可能会增加糖尿病、心脑血管疾病及早亡风险。对于抑郁症患者，体育锻炼的益处主要有以下几个方面。

※ 体育锻炼可以显著改善抑郁症状，而且其疗效与抗抑郁药及心理治疗相当。

※ 体育锻炼可以显著改善抑郁症患者的心肺功能，提高其生活质量。

※ 体育锻炼不会给抑郁症患者造成严重的不良事件，而且几乎没有不良反应。

※ 在专业人员指导下进行的中等强度的体育锻炼，给抑郁症患者带来的获益更大，持续时间更长。

科学地运动

1. 最佳运动时间

科学研究发现，人体体力的最高点和最低点受机体生物钟的控制，一般在傍晚达到高峰。比如，身体吸收氧气量的最低点在18：00；心脏跳动和血压的调节在17：00~18：00最平衡，而身体嗅觉、触觉、视觉等在17：00~19：00最敏感。此外，16：00~19：00体内激素的活性处于良好状态，身体适应能力和神经的敏感性也最好。高强度运动可在饭后2小时进行，中度运动应该安排在饭后1小时进行，轻度运动则在饭后半小时进行最合理。

需要注意的是，睡前2小时尽量不要做剧烈运动。如果选择在晚间时段运动，则要适当控制运动强度，因为强度过高会使交感神经处于兴奋状态，进而妨碍入睡。

2. 运动量适度

不管是有氧运动，还是无氧运动，合适的运动心率才能达到较佳的运动效果。保持最佳运动心率对于运动效果和运动安全都很重要，尤其是“三高”人群，如果运动时心率过高，会对身体健康不利，导致恶心、头晕、胸闷；糖尿病患者则会出现血糖急剧降低。低心率对身体没有危害，但是锻炼效果不好。你可以参考表5，根据运动心率合理控制运动强度。

表5 运动心率与运动强度

年龄（岁）	最大心率（次/分）	温和运动（次/分）	剧烈运动（次/分）
20~29	181~187（平均183）	92~127	128~165
30~39	174~180（平均177）	89~122	123~159
40~49	167~173（平均170）	85~118	119~153
50~59	160~166（平均163）	82~113	114~147
60~69	154~159（平均156）	78~108	109~140
70~79	147~153（平均150）	75~104	105~135

注：（1）最大心率=200−0.67×年龄（对于普通人群，最大心率=206.9−0.67×年龄，但考虑到抑郁者的身心状态，故作此调整）。

（2）温和运动心率=最大心率×50%~最大心率×69%。

（3）剧烈运动心率=最大心率×70%~最大心率×90%。

需要注意的是，上述计算只是一般规律，不同时期的健康状态、不同环境、不同季节、不同心情等会对运动量产生一定的影响，在实践中一定要根据具体情况灵活运用。

3. 运动频率适中

根据最近的研究发现，每周锻炼3~5次，每次30~60分钟，对心理健康最有益处。若每天锻炼超过90分钟，其心理健康状况比不锻炼者的心理健康状况还差。运动频率和持续时间一样，过少或过多都不利于心理健康。所有运动中，只有散步的频次可略高一点，最多6天/周。

4. 运动的注意事项

（1）先做热身运动和准备活动，如伸展操、散步等，5~10 分钟。

（2）再做有氧运动，如慢跑、跳舞、骑自行车、跳绳等，20~30 分钟。从事体力劳动者、肥胖者及患有糖尿病者可以适当减少运动量。

（3）最后做恢复运动，如散步或者呼吸调节运动，约 10 分钟，这样可以缓和运动后的心率，也会减少运动伤害的发生。

运动后的脚痛和脚跟痛，通常就是三“过”（运动量过大、运动强度过大、准备活动过少）引起的，这会破坏运动计划的实施，并降低对运动的积极性。因此，运动要循序渐进，量力而行。

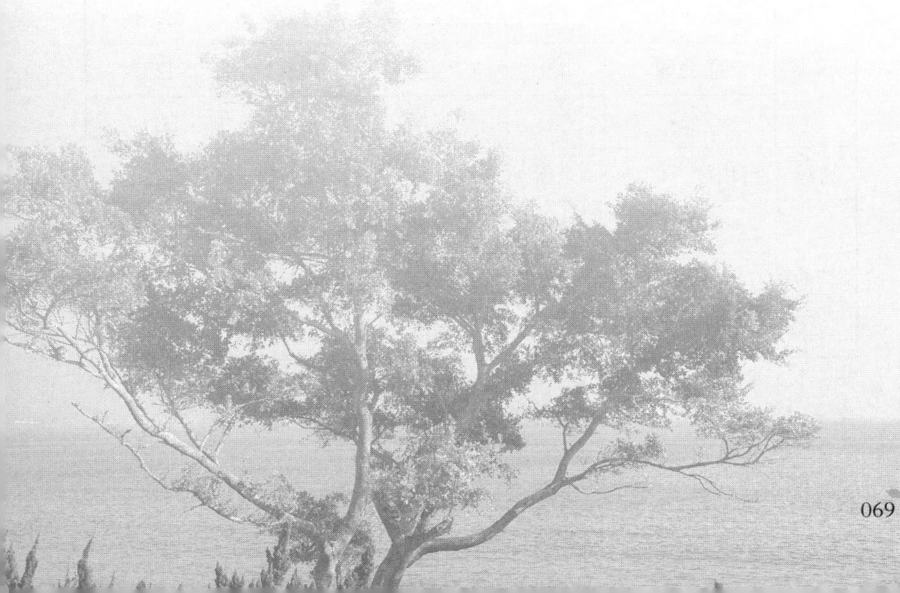

5. 常见运动的能量消耗情况（表6）

表6　常见运动能量消耗表

活动类型	举例	身体活动强度（MET）		能量消耗量（千卡/10分钟）	
				男（65千克）	女（56千克）
家务类	做饭、洗碗	2.5	低强度	27.5	23.3
	洗衣、拖地	3.5	中强度	38.5	32.7
步行类	散步（3千米/时）	2.5	低强度	27.5	23.3
	跑步（慢跑）	7.0	高强度	77.0	65.3
	爬楼梯	8.0	高强度	88.0	74.7
跳绳	慢速	8.0	高强度	88.0	74.7
跳舞	慢速	3.0	中强度	33.0	28.0
	中速	4.5	中强度	49.5	42.0
球类	乒乓球	4.0	中强度	44.0	37.3
	羽毛球	4.5	中强度	49.5	42.0
	篮球	6.0	中强度	66.0	56.0
游泳	自由泳、仰泳	8.0	高强度	88.0	74.7
其他	太极拳	3.0	中强度	38.5	32.7
	瑜伽	4.0	中强度	44.0	37.3
	健身操	5.0	中强度	55.0	46.7

注：1 MET相当于每千克体重每小时消耗1千卡能量［1千卡/（千克·时）］，MET<3为低强度，3~6为中强度，7~9为高强度。

八段锦练起来

我国传统健身术，如“八段锦”“五禽戏”“易筋经”“太极拳”以及各种武术运动，在调和百脉、运行气血、调整“意”“气”“形”、陶冶情志方面，皆具有独特作用。其中“八段锦”简单易学、省时简便，比较适合抑郁症人群练习。你可以观看国家体育总局发布的示范视频进行练习。也可以对照以下文字（由山东中医药大学第二附属医院主任医师、国家级非物质文化遗产古本易经十二势导引法、八段锦传承人周霞医生审核）进行练习。

预备势：直立垂臂，全身放松，双脚自然站立，与肩同宽，舌抵上腭，双目平视。左脚侧开步，与肩同宽。两臂内旋，两掌分别向两侧摆起，掌心向后，两腿膝关节稍屈。两臂外旋，向前合抱于腹前呈圆弧形，掌心向内。

第一节　两手托天理三焦

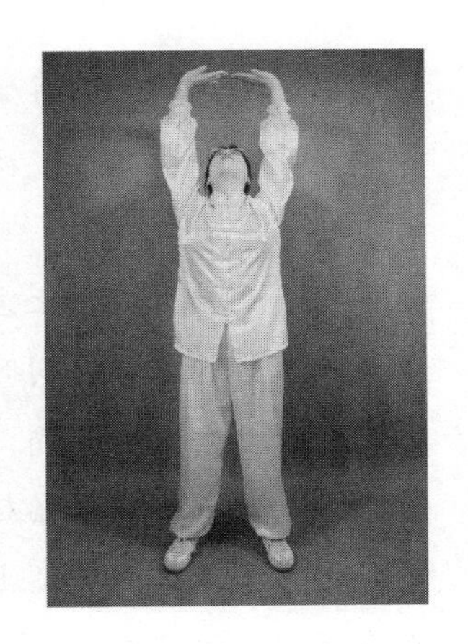

动作：两手掌心朝上，手指交叉，两臂从体前缓缓上举，在胸前翻掌，至头顶上方。同时两脚跟尽量上提，仰头，眼看手背。然后，两掌外旋翻转手心向下，屈肘松肩，两臂分别向身体两侧下落，同时脚跟下落着地，两掌捧于腹前，掌心向上。

要求：上撑动作要有“托天”之意，两手相交叉向上托举时吸气；叉手下降时呼气。如此反复练习数遍。

第二节　左右开弓似射雕

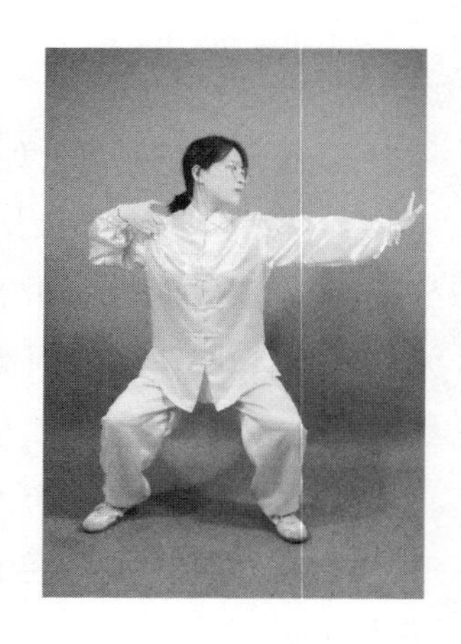

动作：左脚向左侧开步站立，两腿膝关节自然伸直。两臂屈肘抬起，左外右内在胸前交叉，两腿徐缓屈膝半蹲成马步，眼看左手。左手拇、食二指撑开呈八字，其余三指屈曲扣回。随即左手内旋坐腕成掌心向外，向左侧平推，同时右手松握拳，右掌屈指成爪向右拉至肩前，势如开弓。眼睛仍注视左手，此谓“左开弓”。然后，两手回复于胸前交叉，右手在外左手在内，眼看右手，再做“右开弓”，动作同于“左开弓”，唯左右方向相反。

要求：模仿拉弓射箭的姿势，开弓时两手用力缓缓撑拉，与肩同高，回收时亦似撑着弓弦缓缓收回。以吸气配合开弓，以呼气配合收回，如此左右反复数遍，回复至预备势。

第三节　调理脾胃臂单举

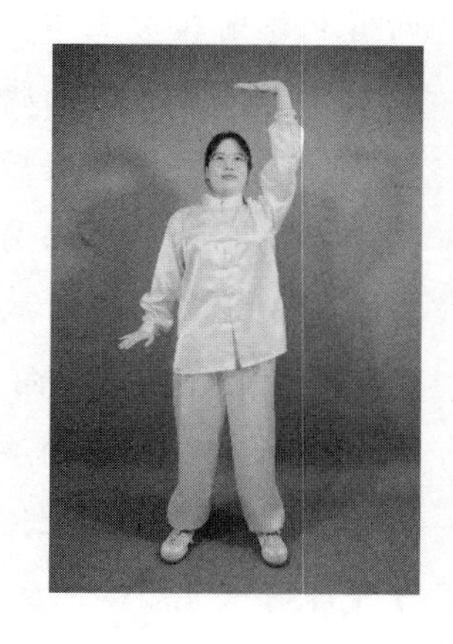

动作：并步直立，两手屈肘抬至胸前，大小臂与地面平行，双掌手心向上；左手内旋上举至头顶上方，手心向上向后用力，目视前方；同时右手下按至右胯侧，手心向下，此谓“左举手”。然后，左手落下，右手抬起，双手平至胸前，再右手上举至头顶上方，左手下按至左胯侧，做“右举手”。

要求：以呼气配合上举下按，以吸气配合两手平至胸前，如此反复数遍，回复至预备势。

第四节　五劳七伤往后瞧

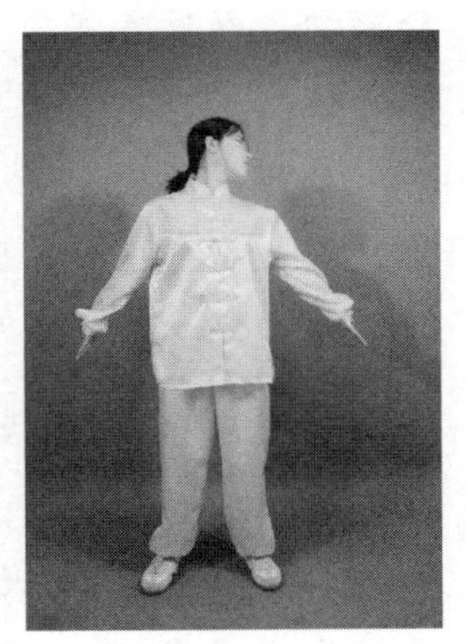

动作：两腿徐缓挺膝伸直，两臂伸直，掌心向后，指尖向下；然后两臂充分外旋，掌心向外，头向左后转，动作略停，目视左斜后方；两膝微屈，两臂内旋按于髋旁，掌心向下，指尖向前，目视前方。重复以上动作，方向相反。

要求：头部转动时，保持两足趾抓地，头微上顶，肢体正直不动。以呼气配合转头后瞧，以吸气配合转头复原，如此左右转动往后瞧，反复数遍。

第五节　摇头摆尾去心火

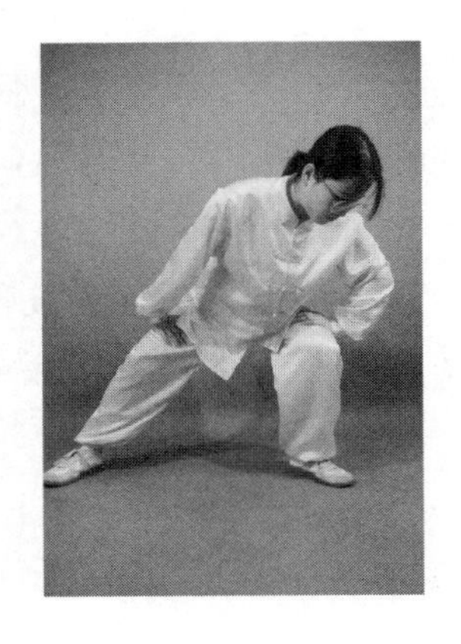

动作：右脚向右开步站立，双膝伸直，两掌上托与胸同高时两臂内旋上托至头上方，掌心向上，指尖相对。双膝半蹲成马步，两臂下落，两掌扶于膝上。身体重心向上稍升起，而后右移；上体先后右倾，随之俯身；目视右脚。上动不停，身体重心左移；同时，上体由右向前、向左旋转；身体重心右移，成马步；同时，头向后摇，上体立起，随之下颏微收；目视前方。以上动作重复3~5遍，惟左右相反。

要求：摆摇之时，两足趾抓地，脚掌踏实，勿上下起伏。初学或老年体弱者，摆摇幅度可小些，速度可慢些。以呼气配合摇动，以吸气配合直身过渡动作；前俯摇动时呼气，后仰摇动时吸气。

第六节　两手攀足固肾腰

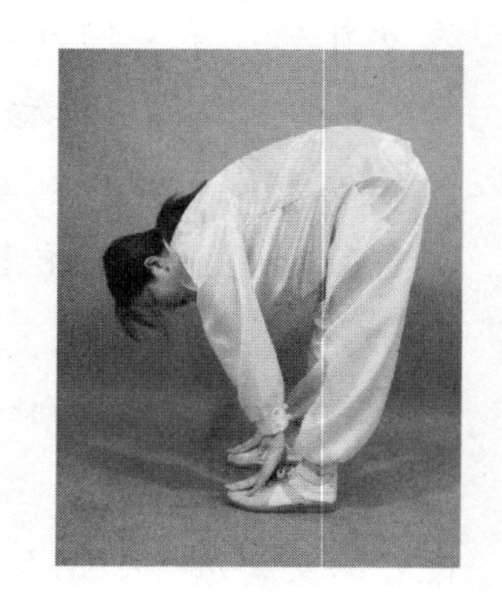

动作：两腿直立，两掌指尖向前，两臂向前、向上举起，掌心向前；两臂外旋至掌心相对，屈肘两掌下按于胸前，掌心向下，指尖相对；两臂外旋，掌心向上掌指顺腋下向后插，两掌心向内沿脊柱两侧向下摩运至臀部；随之上体前俯，两掌继续沿腿后向下摩运，经脚两侧置于脚面；抬头，动作略停；两掌沿地面前伸，随之用手臂带动上体起立，两臂伸直上举，掌心向前；目视前方。一上一下为一遍，最后一遍后，松腰沉髋，两膝微屈，两掌向前下按至腹前，掌心向下，指尖向前；目视前方。

要求：动作要缓慢，全身要放松，攀足时必须要直膝，以吸气配合后仰，以呼气配合前屈弯腰，反复数遍，回复至预备势。

第七节　攒拳怒目增气力

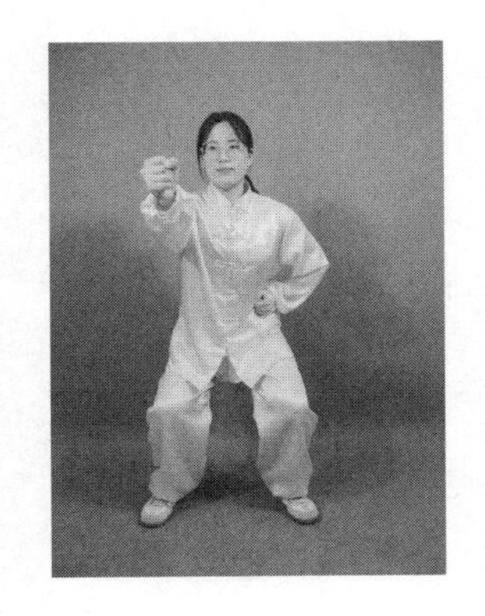

动作：左脚向左开步成马步两手固抱于腰间腹部两侧，拳眼朝上。睁目怒视向前。左拳向前缓缓用力冲出，左臂外旋，肘关节微屈；左掌向左缠绕，外旋成掌心向上，抓提成拳，再缓缓收抱于腰间腹侧，此谓“左前冲拳”。然后，换右掌向前缓缓用劲冲出，做“右前冲拳”，同于“左前冲拳”，唯左右方向相反，来回数遍。最后身体重心右移，左脚回收成并步站立；同时两拳变掌，自然垂于体侧；目视前方。

要求：练习时做到头、肩、臂、膝、脚平正，动作刚劲矫健。出拳时呼气，收拳时吸气。年老体弱者，可微蹲，以耐受为度。

第八节　背后七颠百病消

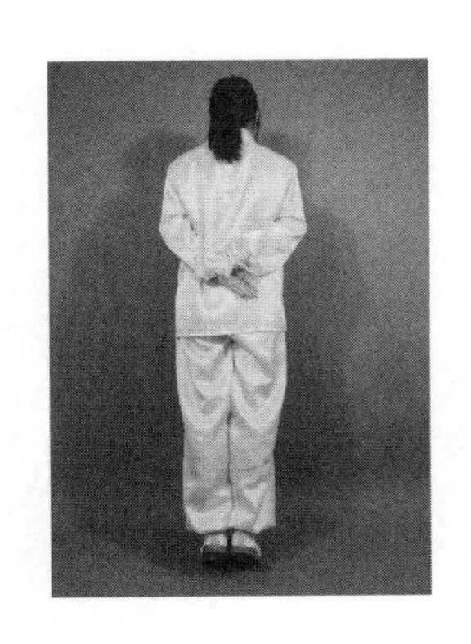

动作：两手左里右外，交叠置于背后，手心向后。两足跟尽量上提，头上顶，两脚跟下落，轻震地面；目视前方。如此连续起落多次。

要求：以吸气配合提脚跟，以呼气配合落脚跟，颠动身体，使全身放松，最后脚跟落地，直立垂臂收功。

收势：两掌合于腹前，体态安详，周身放松，呼吸均匀，气沉丹田。

玩人丧德，玩物丧志

合理使用电子产品

电子产品的过度使用，会引起大脑持续兴奋，造成生物钟紊乱，易让人抑郁。

一些研究表明，抑郁症状与耗费过多时间上网或使用社交媒体之间存在明确的因果关系。

电子产品是一把“双刃剑”，为我们带来方便的同时，也带来了不良影响。临床经验和相关研究可以证实，滥用电子产品会加重抑郁症，影响睡眠，减少与外界沟通。这就是为什么我们要将解决这一问题作为治疗抑郁症的关键。当我们要求患者在治疗时把电子设备收起来，他们往往会很痛苦。如何合理、科学地使用电子产品，对抑郁症的康复非常关键。

阳光照进现实

1. 电子产品是一把“双刃剑”，关键取决于如何使用它。正如火可以用来煮熟食物，也可能烧毁你的东西。从电子产品的使用中获益还是受到伤害，主要还是取决于自己。

你的自身情况：你对使用电子产品有什么个人看法？你认为电子产品在生活中有哪些作用？你是喜欢它，讨厌它，还是对它既爱又恨？为什么？

2. 大量的研究表明，不恰当地使用电子产品，即不限制使用时间，会导致抑郁状态更加严重。因此，合理使用电子产品是治疗抑郁症的一个关键。

你的自身情况：在阅读本周内容之前，你是否想过，或感受到不合理使用电子产品对你的影响？对于电子产品的使用，你现在有哪些新的思考？

3. 电子产品具有让人上瘾的特性。对于任何上瘾行为，治疗的核心都是控制冲动——努力对那些可能产生负面后果的事情说“不”。面对抑郁症，人们会去寻找那些能让自己感觉更好的东西，比如，通过互联网、电子产品获取自我治疗的途径。但若沉浸于电子产品，接触的是负面信息，留不下有意义的痕迹，反倒让身心更加疲惫，这就是在提醒我们要远离电子产品，才能真正好好地照顾自己。

你的自身情况：你认为电子产品会像毒品和酒精一样让人上瘾吗？抑郁症患者可以通过哪些方式利用电子产品进行自我治疗？

做个小测试

解决电子产品成瘾的最大障碍往往是否认问题的存在。以下问题将帮助你评估你对电子产品的依赖程度，并揭示可能对你造成的影响。

1. 平时不带电子产品（手机或 ipad 等）会让你感到紧张吗？

是　　　　　　否

2. 除了工作原因之外，每天盯着屏幕（电脑、手机、平板电脑、电视）的时间超过 2 个小时？

是　　　　　　否

3. 你是否经常在睡前上网（聊天、玩游戏、浏览网页、刷短视频等）而不想睡觉？

是　　　　　　否

4. 如果不使用电子产品（手机），是否意味着你失去做其他事情的机会？

是　　　　　　否

5. 想到整个周末都不能上网，你会感到焦虑吗？

是　　　　　　否

6. 除了工作原因之外，你每天在微信、QQ 等社交软件上发送的信息超过 25 条吗？

是　　　　　　否

7. 你的朋友和家人抱怨过你在使用电子产品（手机）方面的问题吗？

是　　　　　　否

8. 想到“要是手机没电了，哪怕是一小会儿，也会错过一些重要的事情”，你会感到焦虑吗？

是　　　　　　否

9. 你经常在开车或走路的时候看手机吗？

是　　　　　　否

10. 听到手机信息的提示音后，你是否经常立即放下手上的事（工作、吃饭、与他人交谈等）翻看手机？

是　　　　　　否

11. 长时间上网后，你是否经常感到身体疲惫？

是　　　　　　否

12. 你是否为了节约上网时间而不吃饭，或者边玩手机边吃饭？

是　　　　　　否

如果你对以上任何一个问题的回答为“是”，那你现在就该重新评估一下电子产品在你生活中的作用了。如果你对以上列举的一半以上问题的回答为“是”，则说明不是你在控制电子产品，而是电子产品控制着你，那你现在就该采取戒瘾行动了。

换个角度看世界

1. 你认为电子产品对你的抑郁症有哪些影响？想想你这些年来使用电子产品的情况，因为这可能与你的抑郁症有关。写下你真实的想法。

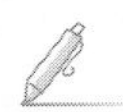

2. 写出你期望达到的状态。规划你合理使用电子产品的美好画面，期待你的分享。

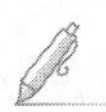

我将何去何从

1. 分享一下在当今社会中你认为电子产品被广泛使用的利与弊。

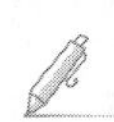

2. 你认为电子产品对你有什么影响，包括积极的影响和消极的影响。

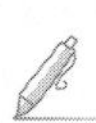

3. 想象一下你祖父母或曾祖父母生活的那个年代，没有电脑、智能手机、ipad或互联网，你向往那种简单的生活方式吗？还是既向往又害怕被边缘化？为什么？

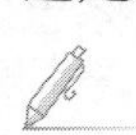

4. 在你的生活中，是否有人过度使用电子产品，结合你自己的感受，你想说点或做点什么吗？

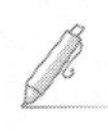

5. 为合理地使用电子产品，你可以通过哪些具体的方法进行控制？

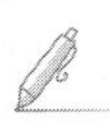

行动起来

现在是开始行动的时候了。我们已经探讨了许多促使你思考的话题。现在，让我们把这些想法付诸行动。

1. 回顾一下你提出的限制使用电子产品的方法。本周开始实施，说说你的规划吧！

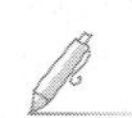

2. 阅读本周“再多一些”中关于慢性隐形损耗（包括上瘾、物理隔离、与虚拟世界里的冲突、对孤独和无聊的不适等）的介绍。结合自己的实际，你有怎样的感受，并写出你的应对方法。

3. 以下工作由你来做。为了促进康复，本周你打算从哪三个方面做一些小改变？

（1）

（2）

（3）

歇一下，再出发

我们很容易被丰富多彩的外部世界和外界刺激分心，有时很难全身心地投入当下正在做的事情上。从早上醒来的那一刻起，我们就需要考虑各种事情，包括工作、家庭和社交等方面。

然而，我们的生活很大一部分时间被电子产品占据，让我们远离了倾听自己内心的机会。在当代社会快节奏的生活中，我们很容易忽视内省。比如，在冥想中，我们可以倾听内心世界的指引；在宁静中，我们开始梳理、认识“我是谁”。

通过深刻的梳理，我们更加明确了自己的成长方向，从而培养新习惯，对电子产品的使用加以控制，有选择地使用。因此，本周要留出时间——每天几分钟或几个小时——关掉所有电子设备。利用这段时间来冥想和反思，思考一段有意义的慧语，保持安静，倾听内心的声音。

跟随慧语的指引

不役耳目，百度惟贞。玩人丧德，玩物丧志。

——诸子《尚书·旅獒》

孔子曰：“中人之情，有余则侈，不足则俭，无禁则淫，无度则失，纵欲则败。”

——刘向《说苑·杂言》

罪莫大于可欲，祸莫大于不知足，咎莫大于欲得。故知足之足，常足。

——老子《道德经》

我们所有人必须要做的是，确保我们使用人工智能的方式是有利于人类，而不是损害人类。

——苹果公司 CEO 蒂姆·库克

强大的人工智能的崛起，要么是人类历史上最好的事，要么是最糟的。我不得不说，是好是坏我们仍不确定。但我们应该竭尽所能，确保其未来发展对我们和我们的环境有利……我们必须要确保的是，我们来掌控人工智能，而非它掌控我们。

——斯蒂芬·威廉·霍金

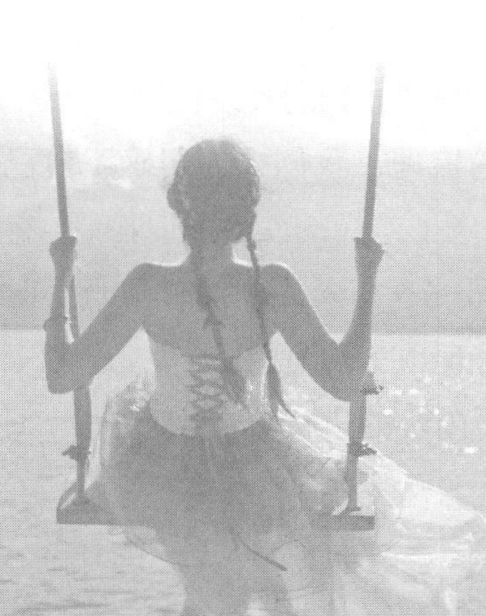

记录你的旅程

本周你做了一些新的尝试，向前迈进，改掉旧习惯，养成新习惯。

这一页是用来写“旅行”日记的。你探索出了哪些有效的方法呢？把你的冒险记录写在这里吧。利用这页空白，提问、列清单、涂鸦，记录你的进步和对你影响重大的事件。

再多一些

究竟是过度使用电子产品导致了抑郁症，还是抑郁症导致了电子产品的过度使用，你无须深究。你已深刻体会到不合理使用电子产品能让抑郁症变得更糟。另外，过度使用电子产品会带来身体上的慢性隐形损耗，下面我们一起来深入探索。

让人容易上瘾

根据2020年12月23日国务院新闻办公室发布的《中国居民营养与慢性病状况报告（2020年）》显示，近年来，我国青少年对毒品、酒精和烟草的使用量稳步下降。但是，他们越来越多地用科技产品来代替这些“毒物”。一位专家甚至把智能手机形容为新生代的“数字海洛因”。研究结果表明，大脑对电子产品（如社交媒体）的反应与血液中大脑对阿片类药物的反应相似。另外，2022 年 2 月，中国互联网络信息中心发布的第 49 次《中国互联网络发展状况统计报告》显示，截至 2021 年 12 月，我国网民规模达 10.32 亿，互联网普及率达 73.0%；我国网民人均每周上网达 28.5 小时，使用手机上网的比例达 99.7%，手机是上网的主要设备，手机在未成年人群体中的拥有比例已达 65.0%；在网民中，即时通信、网络视频、短视频用户使用率分别为 97.5%、94.5% 和 90.5%。智能手机以及高速网络的普及为手机成瘾等问题埋下了重要隐患。

治疗任何上瘾的核心都是控制冲动，也就是说，当面对可能产生负面影响的选择时，要抵制住内心的冲动，对其坚决说“不”。对于抑郁症的人来说，更是如此。

当然，和任何成瘾一样，随着时间的推移，人们对“瘾品”的需求会越来越多，而由此带来的愉悦却没有相应的增多，反而强化绝望感和无价值感——所有这些都是抑郁症的核心症状。这就是为什么在康复行动之前，必须客观真实地审视你使用电子产品的情况，以及对可能的科技成瘾的治疗。

造成物理上的隔离

几乎所有互联网活动都有一个普遍的特点，那就是它在物理上是隔离的。当然，你可以和其他同样在线的人发信息、聊天或玩游戏，但从物理空间来看，你的身体是孤独的。这种物理上的“隔离”对抑郁症患者的影响尤为严重。

首先，通过电子媒介与他人交流会滤除大量重要的非语言信号。研究人员估计，65%~85% 的交流是通过眼神、面部表情、手势、身体姿势等进行的。虽然我们可以谨慎选择措辞，甚至讲述完全不真实的事情，但我们几乎不可能操纵潜意识的肢体信号。换句话说，我们肢体语言一般都不会说谎。如果你想知道一个人的真实想法是什么，想知道他的为人，你就必须面对面和他接触。互联网可能给人一种亲密的感觉，但这只是一种错觉。从本质上讲，网络上的人际关系跳过了正常的发展过程，经常会产生一种“即时亲密感”，但这并不是真正的情感亲密。物理上的“隔离”隐藏了你传递的非语言信息，可能会让关心你的人忽视了你处于困境中需要帮助这一事实。

其次，物理上的“隔离”让人变为“虚拟人物”。我们在网络世界里呈现的虚拟身份与真实自己完全不同，那些我们在面对面交流中通常回避的东西，在网络世界里“自我”放得更开，比如言语攻击和过于露骨的性交流。或者在网络世界里我们隐藏现实生活中的所有困扰和不断恶化的功能障碍。要想从抑郁中得到恢复，最需要的是把精力集中于自己的真实生活中，并接受来自真实世界的支持和帮助。

引起虚拟世界里的冲突

当我们畅游网络世界的同时，也暴露在别人的网络伤害之下。根据美国皮尤研究中心（Pew Research Center）的调查，41% 的美国成年人称自己曾被网络骚扰，其中 18% 的人表示他们被“严重”骚扰，比如持续的跟踪或暴力威胁。通过社交媒体、即时通讯软件、游戏平台和手机短信等以恐吓、谩骂、激怒或羞辱他人为目的的网络欺凌，已经演变为越来越严重的社会问题，它可能发生在我们上网的任何人身上。这会极大地伤害我们的身心健康，给我们造成严重的情感痛苦，给我们的生活、学习、工作甚至人际关系造成巨大困扰。

因此，患有抑郁症的人要学会上网时的自我保护，尽量不要涉入网络冲突言论之中，克制参与网络聊天，减少对争议性社会事件发表评论，远离网络上的是是非非。来自网络上的批评与攻击，会激发我们的不良情绪，甚至削弱我们的自尊与自我认同感，进而冲动地做出一些伤害自己或他人的事情。另外，耗费太多时间在网络上，虽然可以逃避现实痛苦，获得一些“快乐”，但并不能真正缓解症状，反而会让抑郁症状变得更糟。

对孤独和无聊感到不适

人们之所以被智能科技产品吸引，其中一个重要原因是它能够以其他方法所不能提供的方式刺激和激活大脑。屏幕上闪烁着快速的、多变的和持续的视觉画面，发出各种的声音，这些都让大脑突触快速地活动。科技产品的过度使用，导致人们需要更多的刺激，投入更多的时间，从电子互动中寻求更强烈的愉悦感，从而保持大脑和情感的满足。

所有这些都忽视了由此带来的后果——对孤独和寂静的不适感和不安感。当今这个社会，在很大程度上已经失去了对宁静和内省的重视。正是在宁静的时刻，我们才得以放飞想象力，自由构建新思想。正是在沉思的时刻，我们开始聆听精神上的指引。正是在不紧不慢地反思中，我们开始了解自己是谁。科技产品经常给人带来一种“对速度的需求”，于是渴望活动永不停息。当这种情况发生时，我们就失去了成长和帮助他人成长的机会。越来越快节奏的生活，使我们忘记了当下时刻更重要。

陷入攀比中

不健康的嫉妒心理无处不在，“比别人过得好”是很多人的一贯想法。无可否认，你很难不去注意你的邻居或熟人的生活、工作、汽车、房子、孩子的成绩优异、度假情况，并与你自己进行比较，得出的结论无疑是你的邻居或熟人比你更富有、更幸福。

在互联网出现之前，我们拿来和自己比较的，是那些有血有肉的人，是要吃饭睡觉的人。我们能亲眼看到他们大红大紫的生活，也能看到他们祸不单行的时候。我们拿来比较的人，最多也就几十个。现在，我们将自己与网络上成千上万的虚拟邻居进行比较。我们只能看到他们允许我们看到的东西——他们的宠物，与朋友共进的烛光晚餐，在异国海滩欣赏到的美景，孩子获得的众多奖项，越过马拉松终点时脸上的成功与自豪。这些多数只是我们素未谋面的名义上的“朋友”发布的。这些真的是他吗？他的真实生活过得怎样？我们并不知晓，也无从知晓。因此，这容易让人陷入无限的攀比中，不能自拔。

心若向阳，次第花开

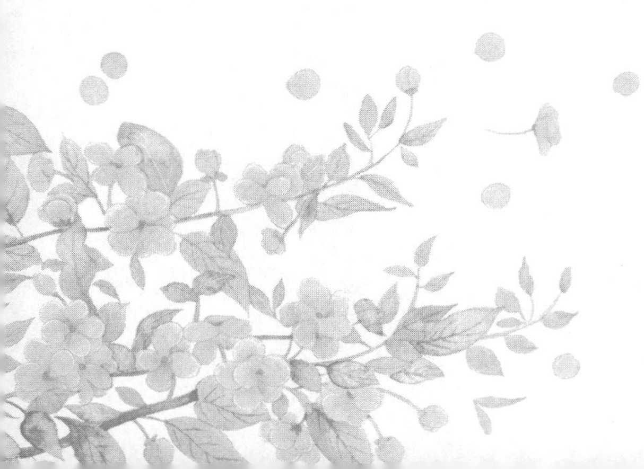

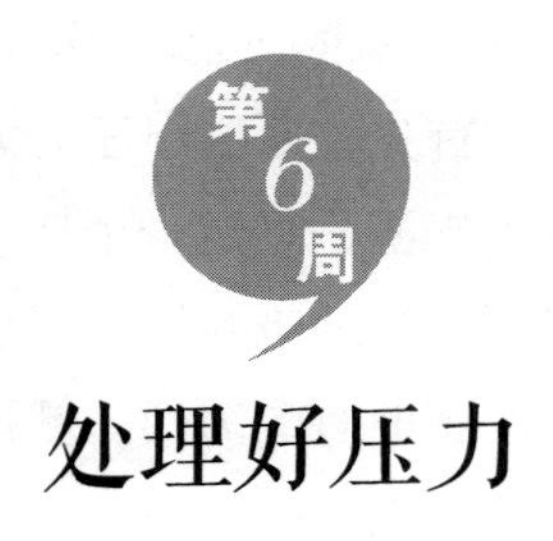

处理好压力

处理好压力，可以减少身体的炎症反应，有益于情绪的恢复和身心健康。

根据耶克斯－多德森定律（Yerks-Dodson Law），低水平的压力实际上是有益的，可以促进大脑活动，提高注意力和工作效率。低水平的压力也是促使我们在生活中做出积极改变的一大动力。所以，我们可以接受适度的压力，它会成为我们前进的动力。

当我们在生活中遭受持续的压力时，真正的压力问题就出现了。持续的压力会扰乱我们的身体、情绪和思想，影响我们的身心健康。因此，我们需要做出改变，减少持续的压力。

首先，要找出压力源，这是非常重要的。然后，根据实际压力来源，制定一个切实可行的计划，减少生活中的压力，或者更有效地应对压力。如果你在刚开始实施这些计划时，偶尔又回到旧有的习惯，就放自己一马。接纳现实，然后继续实施这些计划。任何事物的发展都要经历一个螺旋式上升的过程。你可以心里默念：前途是光明的，道路是曲折的。

如果你身患抑郁症，要尽量减少生活中的压力，尤其是那些持续的、慢性的压力。有研究证明，即使是在压力事件过去数年后，慢性压力仍会触发我们的身体发生反应，从而影响我们的情绪。

慢性压力会引起全身性炎症。这种炎症与慢性疼痛、阿尔茨海默病、癌症、糖尿病、抑郁症等密切相关。

阳光照进现实

1. 压力会加剧抑郁情绪，它会诱使我们放弃好习惯，重拾坏习惯。如果你身患抑郁症，你可能已经感受到，良好的习惯对你的身心都会产生积极影响。事实上，充足的睡眠、合理的饮食和运动等行为被证明可以缓解抑郁情绪。而当我们遭遇压力时，通常会失眠，大吃大喝，不再去健身房，这也表明压力与抑郁是紧密相关的！

你的自身情况：哪些习惯和行为能帮助你应对抑郁情绪？当你遭遇压力的时候，你会放弃一些好习惯吗？具体是哪些好习惯？压力会让你做出不健康的应对行为吗？举出一些例子。

2. 持续的慢性压力会引发全身性炎症，而这种全身性炎症会导致一系列的疾病，包括抑郁症。

你的自身情况：你的生活中有持续的压力吗？这种情况有多久了？你能找出这些持续性压力的来源吗？这些压力对你的身体和心理健康产生了哪些影响？

3. 生活中的压力是不可避免的，但是持续的慢性压力需要及时解决。要想减少压力对我们生活造成的影响，方法之一就是如实面对压力，顺其自然，做你当下所能做的。

你的自身情况：你的一部分压力是否是因为你总想控制那些你无法控制的事情？什么事让你彻夜难眠？即使已成定局，是你无法改变的，你是否还会因此而耿耿于怀？同时，你是否因为没有处理好你本来可以控制的事情而感到压力？

做个小测试

测测你的压力有多大？如果你经常出现以下症状，请在旁边打钩。

□腹泻或便秘
□感到焦虑或紧张
□难以集中注意力
□经常哭泣、抽噎
□失眠或做噩梦
□心跳加快，额头冒汗
□感觉快到了崩溃边缘
□疲乏，困倦，浑身乏力
□心灼热，胃痛，经常打嗝
□性欲改变，对性的兴趣降低
□易怒，容易因为小事而发脾气
□食欲变化，如暴饮暴食或食欲不振
□咬牙或磨牙，导致颈部和下巴疼痛
□慢性疼痛，身体某个部位长期无原因的疼痛

当你处于紧张状态时，你可能会出现上面列举的某些症状，并持续一段时间。别担心，这对我们所有人来说都很正常。但是如果你出现的这些症状持续没有缓解，慢性压力很可能就是罪魁祸首。你的首要任务就是减轻压力。

换个角度看世界

1. 你认为压力与身心健康之间是怎样的关系？你是否感觉快要崩溃或压力重重？当你有这种感觉时，你会怎么做？写下你真实的想法。

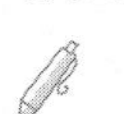

2. 写出你期望达到的状态。适度的压力是生活的一部分，甚至可以是强大的动力，描述一下你成功应对压力的场面吧，期待你的分享哦！

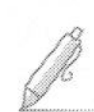

我将何去何从

1.你是否觉得自己生活在压力中？或者你正在做的事情给你带来了压力？你的哪些选择、行为或期望会增加你的压力？

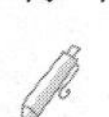

2.你拖延吗？你的拖延是否增加了你的压力？整个过程，你有怎样的经历与感受？

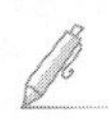

3. 当你感受到压力时，你会采取哪些方法来缓解压力？这些应对策略效果如何？

4. 人际关系是否会给你带来压力？你是怎样缓解这些压力的？列出你能想到的可用的方法。在你愿意尝试的那些方法旁边做上标记。

5. 在你面对压力时，你会找哪些人倾诉呢？他们会有怎样的特质？

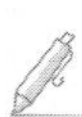

行动起来

现在是开始行动的时候了。我们已经探讨了许多促使你思考的话题。现在，让我们把这些想法付诸行动。

1. 如果拖延或低效率做事方式增加了你的压力，你可以采用哪些提高效率的方法？读几本关于提高工作效率或时间管理的书，看看是否可以采用里面的一些策略来减轻你的压力。记下你在书里发现的能够缓解压力的可用策略。

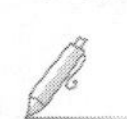

2. 在清单上列出应对压力的有效方法，可以是散步、练习深呼吸、表达感激、解决问题、和朋友聊天、为他人做点好事、听音乐或与宠物玩耍等。当你感到有压力时，尝试选一种清单上的方法来缓解压力。

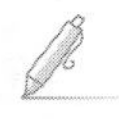

3. 评估你的饮食情况。在遭遇巨大压力时，要想合理饮食并不容易，但是如果你坚持合理饮食，你将会得到很多好处。列一张清单，列出五种你在压力大的时候最喜欢吃的食物，然后再列出可替代的五种健康的食物。

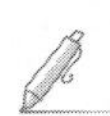

4. 以下工作由你来做。为了促进康复，本周你打算从哪些方面做一些小改变？

（1）

（2）

（3）

歇一下，再出发

你的某些想法是否增加了你的压力？当生活压力太大时，我们很容易告诉自己一些不真实而且无益的事情，这加剧了焦虑和压力。我们可能会想：如果我更优秀，就不会发生这种事……事情永远不会好转……为什么这些事总是发生在我身上？我的生活完全不由我掌控了……

用积极的想法代替这些想法，比如：我非常坚强，这个困境能挺过去……命运会眷顾我，也会帮我……生活固然很艰辛，但我可以应对这一切……对于突发情况，我能控制自己的情绪……

研究表明，冥想、深呼吸能有效改善心理健康状况。因此，当你感到压力时，深呼吸，并默念一句你认为有助于释放心理压力的话，比如“尽力就好”“车到山前必有路”等，或者想想你过去的那些成功经历，或许这些会缓解压力。

跟随慧语的指引

对抗压力最强大的武器，是我们选择想法的能力。

——威廉·詹姆斯（William James）

毁掉我们的不是压力本身，而是我们面对压力时的反应。

——压力理论家汉斯·塞利（Hans Selye）

喜怒哀乐之未发，谓之中；发而皆中节，谓之和。中也者，天下之大本也；和也者，天下之达道也。致中和，天地位焉，万物育焉。

——《中庸》

未事不可先迎，遇事不宜过忧，既事不可留住，听其自来。应以自然，任其自去，忿懥恐惧，好乐忧患，皆得其正，此养心之法也。

——尤乘《寿世青编》

进一步想，有此则少彼，缺东而补西，时刻过去不得；

退一步想，只吃这碗饭，只穿这件衣，俯仰宽然有余。

——钱德苍《解人颐》

记录你的旅程

本周你做了一些新的尝试，向前迈进，改掉旧习惯，养成新习惯。

这一页是用来写“旅行”日记的。你探索出了哪些有效的方法呢？把你的冒险记录写在这里吧。利用这页空白，提问、列清单、涂鸦，记录你的进步和对你影响重大的事件。

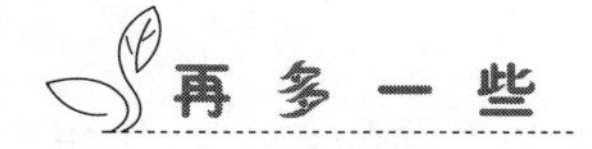

再多一些

适度的压力是有益的

1908 年，美国心理学家罗伯特·耶克斯（Robert Yerkes）和约翰·多德森（John Dodson）通过一系列的实验观察，提出了“耶克斯－多德森定律”来阐述心理压力、工作难度和工作效率之间的关系。这是一个倒 U 形的曲线关系：压力太小，我们就会感到无所事事，缺乏成就感；压力太大，我们就会变得焦虑不安，无法集中精力。在这两个极端之间，我们的情绪表现为一种流动状态——从警觉、专注到做好最佳响应的准备。

面对挑战可能是可怕的经历，又或许是令人兴奋的体验。2012 年，美国的一项研究表明，产生何种感受（表 7）取决于我们如何评估自己的处境，也就是说，取决于我们如何去解读它，以及传达给自己什么样的信息。

表 7　压力情景下的两种响应模式

压力情景

↓

生理唤醒增强

消极响应	积极响应
如：我感到压力很大——这很糟糕	如：我感到很振奋——这有助于迎接挑战
> 体验到消极情绪 > 身体感到过度紧张 > 对潜在威胁的警惕性提高 > 导致表现得很差	> 情绪更积极 > 身体以最佳状态应对当前处境 > 对处境的评估更切合实际 > 执行力得到提高

正确应对压力事件

面对压力事件，什么样的应对方式才是正确的策略？如果我们面对的压力事件是可以处理、应对的，那么以问题为中心的应对策略则是最佳选择；但是在某些情况下，以情绪为中心的应对策略则是唯一选择（表8）。

表8　不同压力事件的应对策略

压力类型 应对策略	可以改变的压力事件		无法控制的压力事件	
以问题为中心 如：改善时间管理方法、分析所处的形势、向能够提供帮助的人寻求建议	√	有助于减少压力	×	容易增加挫败感
以情绪为中心 如：获得社交支持、冥想或正念、写作或写感恩日记、寻求心理咨询师的帮助、控制饮食、戒除烟酒	×	问题未得到解决（如健康问题），并可能变得更糟糕	√	有助于减少内在压力

在某些情况下，只要我们选择的策略能够有效解决情绪问题，而不是试图回避，在短期内运用以情绪为中心的应对策略可能是正确选择。选择的方法可能因压力源不同而不同，所以要运用最好的判断力，选择一种符合自己需要的应对策略。

压力提示卡

加拿大心境障碍治疗协作组建议我们在提示卡上写一些积

极的客观表述，并随身携带，以便我们在感到压力过大的时候，拿出来看看，提醒我们面对现实。这样可以有效地降低情绪压力水平，促进心理健康。

我已经尽最大努力了，
这就是我能做得最好的了。
休息一天并不会
让我浪费掉整个人生。
犯错是很正常的，
是人都会犯错。
我只是一个普通人。
没有人能把事情做得
十全十美。

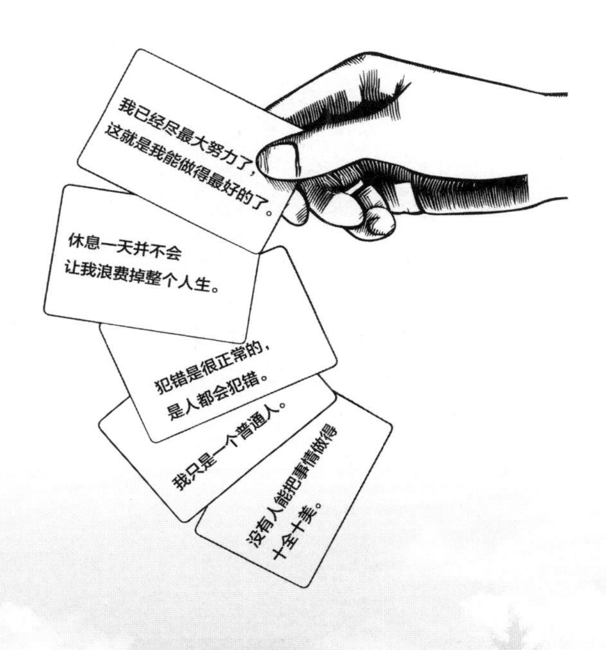

一切尽意，百事从欢

认识毒性情绪

如果愤怒、内疚和恐惧没有得到及时释放，就会阻碍康复进程。

就像莎士比亚《麦克白》中的三个女巫一样，我们每个人内心都有三种情绪，如果不加以控制，就会毒害我们的思想，影响我们的生活。这三种情绪会相互影响，它们就是愤怒、内疚和恐惧。

抑郁症患者如果没有觉察到生活中的愤怒、内疚和恐惧，也没有及时释放情绪，要想坚持治疗几乎是不可能的。这些情绪会破坏患者在其他方面（例如营养、睡眠和运动）所取得的进展，并妨碍已经设定的可能实现的目标。因此，虽然有些传统的抑郁症治疗方法忽略了这些情绪，但处理好这三种毒性情绪与康复过程中的其他环节同等重要。

很有可能，长期以来你一直生活在极度的愤怒、内疚和恐惧中，以至于这些情绪已经融入了你的性格。不要绝望！有了专业的帮助和支持，当你开始控制自己的情绪时，你将会看到巨大的变化。

阳光照进现实

1. 没有得到处理的愤怒、内疚和恐惧情绪会加重抑郁。很难说清是先有这些毒性情绪，还是先有抑郁症。但无论如何，已有研究证实它们会对彼此产生极大的影响。如果你是因为其他原因而引发的抑郁症，这些毒性情绪也会剥夺你保持或恢复平衡所需的自然复原力。

你的自身情况：在过去的十年里，这三种情绪对你的生活产生了什么影响？愤怒、内疚和恐惧在哪些方面加重了你的抑郁？

2. 那些通常被贴上“消极的或坏的”标签的情绪，实际上可以是“积极的或好的”。如果我们只是简单地把愤怒、内疚和恐惧贴上“不良情绪”的标签，并试图将它们清除，这并不利于我们治疗抑郁症。任何事物都有两面性，即使是对身心健康有如此致命影响的情绪，也可能对我们的生活有积极的作用。因为有些情绪是身体在提醒我们，给我们发出信号，让我们及时做好调整。

你的自身情况：根据你的成长环境（家庭榜样、启蒙教育、早期经历），你是如何看待我们正在讨论的愤怒、内疚和恐惧这三种情绪？又是如何处理这些情绪的？

3. 不要逃避，正视你的情绪。如果愤怒让你下定决心要在生活中做出一些积极的改变，如果内疚让你看到了生活中需要改进的地方，如果恐惧让你意识到危险，促使你远离危险，那么你的情绪已经让你变得更强大、更好、更明智了。

你的自身情况：生活中，愤怒、内疚和恐惧在哪些方面给了你积极的力量？它们引起了哪些变化？

做个小测试

应对失控的愤怒最有效的方法是觉察并认识到自己的愤怒。以下问题可以帮助你更清楚地了解你的愤怒，并找到平息怒气的方法。静下心思考以下问题，每个问题可以给出三种答案。

1. 当________时，我很生气。

（1）

（2）

（3）

2. 当我愤怒得快要失控时，我感觉（包括身体上的感觉和情绪）________

（1）

（2）

（3）

3. 一旦激起了我的愤怒，我就不再觉得能够________

（1）

（2）

（3）

4. 当我生气的时候，我真正想对人们说的是________

（1）

（2）

（3）

5. 我知道三种方法可以帮助我化解愤怒，这些方法是________

（1）

（2）

（3）

6. 如果我能回到事发当时，我会对伤害我的人说________

（1）

（2）

（3）

7. 如果任由愤怒发泄出来，我会失去________

（1）

（2）

（3）

8. 如果处理好我的愤怒情绪，我会得到________

（1）

（2）

（3）

9. 不带着愤怒情绪，可以适宜地表达自己想法的三种方式是

____

（1）

（2）

（3）

10. 当我不带着愤怒情绪，成功顺畅地与人沟通时，我感觉（包括身体上的感觉和情绪）________

（1）

（2）

（3）

换个角度看世界

1. 你认为愤怒、内疚和恐惧这三种情绪对你的健康有什么影响？你是如何处理这些情绪的（例如，压抑、表达、否认）？你肯定有过因情绪给你带来麻烦 / 带来帮助的经历，说说你的这些经历。写下你真实的想法。

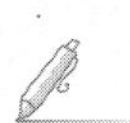

2. 写出你期望达到的状态。记住，压力是生活的一部分，甚至可以成为强大的动力。描述一下，如果没有愤怒、内疚和恐惧的影响，你理想中的生活。

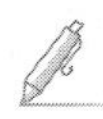

我将何去何从

1. 对于愤怒、内疚和恐惧这三种情绪，在你的生活中最经常出现的是哪种？这些情绪给你怎样的提醒？

2. 如何将愤怒情绪变为你生活中的动力？列出一个愤怒成为你积极情绪的例子（例如，愤怒情绪让你站出来为自己辩护或面对不公正）。接下来，列出一个愤怒起了反作用的例子（例如，愤怒情绪破坏了一段亲密关系）。

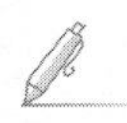

3. 如何将内疚情绪变为你生活中的动力？列出一个内疚成为你积极情绪的例子（例如，内疚情绪促使你改正有害的行为或修复一段人际关系）。接下来，列出一个内疚起了反作用的例子（例如，内疚使你向某人道歉，而本来你不需要为此事道歉）。

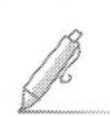

4. 如何将恐惧情绪变为你生活中的动力？列出一个恐惧成为你积极情绪的例子（例如，恐惧促使你在危险的情况下保护自己，或者促使你为危险境况做准备）。接下来，列出一个恐惧起了反作用的例子（例如，你因为对过去痛苦经历的恐惧而拒绝亲近某人，或者因为害怕犯错误而错过了某些机会）。

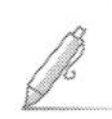

5. 你认为愤怒、内疚和恐惧在多大程度上引发了抑郁？你想通过哪些方式来克服这些情绪，以免让你的病情变得更糟？

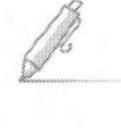

行动起来

现在是开始行动的时候了。我们已经探讨了许多促使你思考的话题。现在，让我们把这些想法付诸行动。

1. 考虑用健康的方式来处理你的情绪，并遵从你的内心意愿行事。例如，找个有资质的心理咨询师，或者定期和你信任的朋友会面，或者加入一个互动小组，说说你的计划。

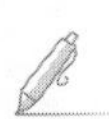

2. 当愤怒、内疚或恐惧给你的生活带来困扰的时候，重新评估一下这些情绪。写下这段经历，并假设你当时有能力处理或应对这些情绪，为它编造一个你所希望的画面。

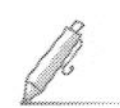

3. 给自己写个便条，描述一下理想中你会如何处理愤怒、内疚和恐惧情绪。

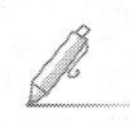

4. 以下工作由你来做。为了促进康复，本周你打算从哪些方面做一些小改变？

（1）

（2）

（3）

歇一下，再出发

对于抑郁症患者，康复之路漫长而艰辛。因此，毅力和耐力是必不可少的。愤怒、内疚和恐惧会消耗我们的精力，使我们的生活看起来黑暗、疲惫、困难重重。所以必须记住，在康复的路上，我们的思想会指引我们前进的方向，我们的精神会激励我们变得更好。

诚然，痛苦会侵蚀我们的快乐，但是消极和积极之间可以相互转化。当你考虑用更有活力的想法来充实自己时，一种有效的方法就是调整情绪。消极情绪会消耗我们的身心力量，积极情绪会使我们精力充沛，给我们动力，让我们在困难时期继续前行。这一周，仔细识别、找出那些拖累你的想法，然后用能让你振奋的想法代替。

跟随慧语的指引

百病生于气也，怒则气上，喜则气缓，悲则气消，恐则气下，寒则气收，炅则气泄，惊则气乱，劳则气耗，思则气结。

——《黄帝内经·素问》

苦恼世上，意气须温；嗜欲场中，肝肠欲冷。

心为形役，尘世马牛；身被名牵，樊笼鸡鹜。

气收自觉怒平，神敛自觉言简，容人自觉味和，守静自觉天宁。

——陈继儒《小窗幽记》

但于一念妄生之际，思平日心不得静者，此为梗耳，急舍之，久久纯熟。夫妄念莫大于喜怒，怒里回思则不怒。喜中知抑则不喜，种种皆然。久而自静。

——张伯端《青华秘文》

莫忧思，莫大怒，莫悲愁，莫大惧，莫跳踉，莫多言，莫大笑，勿汲汲于所欲，勿悁悁怀忿恨，皆损寿命……多思则神殆，多念则志散，多欲则志昏，多事则形劳，多语则气乏，多笑则脏伤，多愁则心慑，多乐则意溢，多喜则忘错昏乱，多怒则百脉不定，多好则专迷不理，多恶则憔悴无欢。

——孙思邈《备急千金要方》

降魔者先降自心，心伏则群魔退听；
驭横者先驭其气，气平则外横不侵。

——洪应明《菜根谭》

记录你的旅程

本周你做了一些新的尝试，向前迈进，改掉旧习惯，养成新习惯。

这一页是用来写“旅行”日记的。你探索出了哪些有效的方法呢？把你的冒险记录写在这里吧。利用这页空白，提问、列清单、涂鸦，记录你的进步和对你影响重大的事件。

再多一些：情绪释放技术练起来

近年的很多研究和临床实践表明，敲击穴位情绪释放技术（简称“敲穴疗法”）对于缓解抑郁症很有疗效。这是一种结合经络穴位按摩及西方心理学的能量疗法，通过轻轻敲击身上的穴位，从而疏通经络，消减压力与负性情绪。下面简要介绍该疗法的基本操作步骤。

第1步：明确负性情绪的类别。

首先要明确自己是哪种情绪，如愤怒、内疚、恐惧、怨恨、自责……再专注地仔细思考它的诱因、持续时间及对自己造成的困扰等相关问题。对于这一情绪，你的身体是什么感受？是否感到紧张、刺痛、耳鸣、头晕？是否感到空虚、麻木？

觉察身体的反应，每个人感受不同，也没有所谓的标准答案或正确答案，但要尽可能地把你的身体感觉说出来。

第2步：评估负性情绪的强度。

接下来，根据你的主观感受，在0~10分的范围内，给你的负性情绪打分。专注于你的“负性情绪事件”，此刻，你的感觉有多强烈？10分是你能想象得最剧烈的程度；5分表示有一些心里不舒服的感觉，但通过努力可以控制自己的情绪；0分表示你没有感觉到任何痛苦，完全没有负性情绪。不要太纠结这种主观粗略的评分的精准度，只要遵循你的感觉就可以。

第3步：组织你的提示语。

了解自己负性情绪的主观评分等级后，接下来就要组织你的提示语。在组织提示语的时候，要把注意力集中在你的“负性情绪事件”上。

提示语的标准结构是：“虽然我……但我还是深深地爱着我自己，无条件地接受自己，认可自己。”例如：“虽然我最近心情有些抑郁，但我还是深深地爱着我自己，无条件地接受自己，认可自己。”

第 4 步：轻敲身体穴位。

组织好你的提示语之后，就可以开始敲击相关穴位了。一边念上面的提示语，一边轻轻地敲击穴位。以合适的速度和力量，依次轻轻地敲击这 10 个穴位：后溪穴→内关穴→攒竹穴→瞳子髎→承泣穴→水沟穴→承浆穴→神藏穴→大包穴→百会穴。

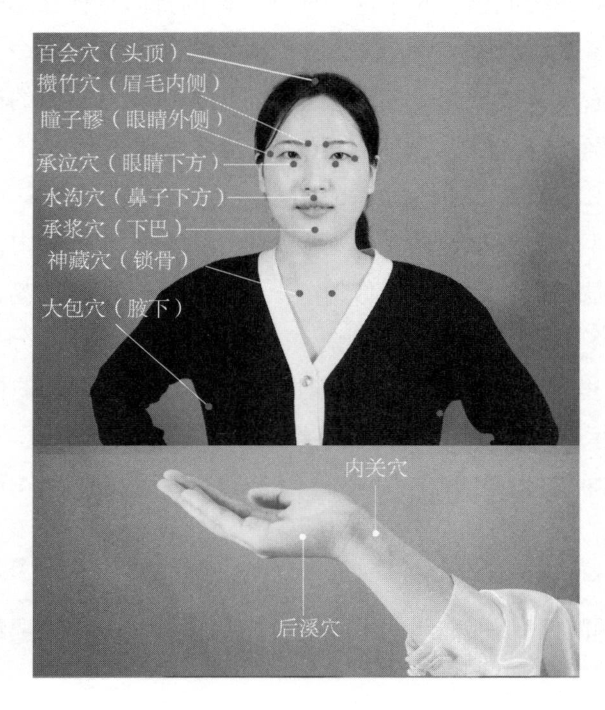

每念完一遍提示语，完成一个穴位的敲击，每个穴位重复敲击 3~5 遍。再念完一遍提示语，完成另一个穴位的敲击。如此反复，直至所有穴位都敲击完毕。在说道“虽然我”的时候，最好大脑里就像放电影那样回忆这一情绪的诱发事件。在说道“我还是深深地爱着我自己，无条件地接受自己，认可自己”的时候，语气尽量要坚定、大声地讲出来。当然，当你心里还不接受自己的时候，大声地讲出来还是有一定的困难。敲击的要义是，在击打某个穴位的同时，花足够的时间不停地说提示语，并让力道渗入肌理。你不必担心自己做得不够标准，你只需凭着感觉去做，并对此有所体会即可。

第 5 步：深呼吸，检查身体变化。

完成一轮敲击后，做几次深呼吸，吐出体内浊气；感受你的身体发生了什么改变：是情绪上的变化，还是生理上的变化？现在，你的负性情绪得分是多少？

如果负性情绪的强度从 9 分降到了 8 分，这将是巨大的改变！这意味着“敲穴疗法”已经开始缓解你的负性情绪了，而且在短短几分钟内就产生了效果，因此请继续敲击。如果没有变化，你也不必沮丧，人们通常需要一轮以上的敲击才能带来情绪的缓解，对于初次敲击的人尤其如此。你在检查自己是否体验到变化时，问自己几个问题：

在敲击的过程中，我的身体有什么感觉？

在敲击的过程中，我出现了什么样的情绪？

在敲击的过程中，我的脑海中浮现了哪些“随机”的想法或者记忆？

你需要知道的是，在敲击的过程中，如果出现打哈欠、打嗝或叹气……这都不表明你做错了什么。因为敲击的时候，很多人会打哈欠或者产生其他身体反应。这都是好兆头，因为这是身体放松、能量释放的表现。因此，在敲击时你要注意自己身体的所有反应。

第6步：调整提示语，进行新一轮敲击。

每次敲击练习的提示语以“消极”的“真相”作为开头，包括你的负性情绪，以及任何与之相关的诱导事件和信念。作为一种积极的前进方式，每完成一轮敲击后，要对提示语“虽然我”部分进行一些微调，调整原则是向着“消极”程度越来越轻微的方向，也可以加上“有一些”这样的限定语来明确针对的是剩下的负性情绪。比如，第二轮时将第一轮“虽然这件事让我很气愤”，调整为“虽然这件事让我有一些生气”。

调整好提示语后，再进行新一轮敲击，敲击的穴位及方法同前。

第7步：调整提示语，进行最后一轮敲击。

当你把负性情绪的强度降到5分以下（最高为10分），就可以转向积极的一面了。之后，你要继续保持积极的心态，直到负性情绪的强度降到3分或更低。最后一轮敲击，要以“积极”提示语来结束练习。例如，把提示语改为“虽然我想起这件事，还是有一点难受（不舒服），但我还是深深地爱着我自己，无条件地接受自己，认可自己”。还是像之前那样，边说提示语，边依次轻敲穴位。最后，深呼吸几次，结束这一轮的心理疏导。

或许你会发现，当你思考自己的“诱发事件”时，你的情绪会发生变化。例如，你现在感受到的是焦虑而不是愤怒。那太好了！这表明你正在接近你的负性情绪产生的根源。在这种情况下，你可以继续前进，释放你的愤怒。如果你发现这种愤怒之中还掩盖了另一种情感，比如悲伤，那就继续前进，释放这种悲伤。不断挖掘你深埋的情绪，直到你感觉到舒服和愉悦。

每次练习通常耗时不超过二十分钟，且不受时间、地点限制，很适合个人进行随时的心理调整。如有必要，可反复进行上述操作。

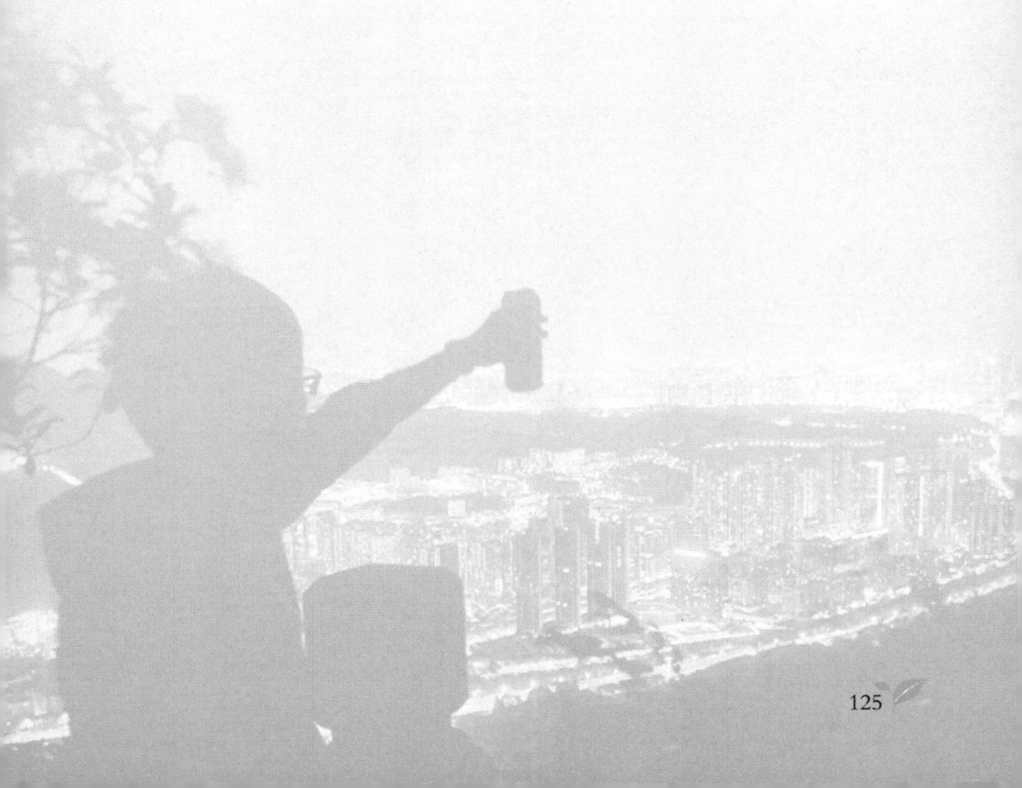

心有所向，路必不远

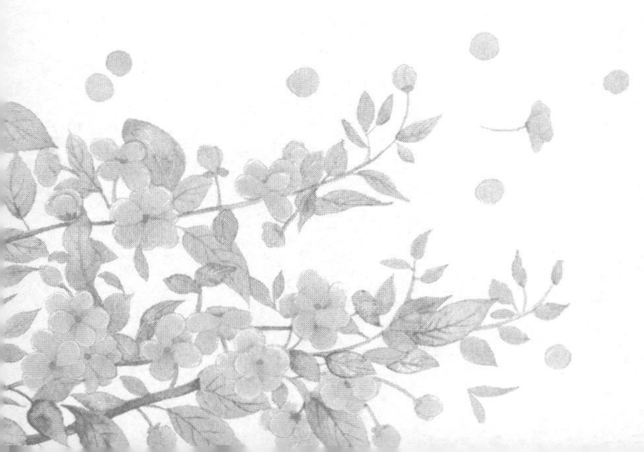

给毒性情绪解药

宽恕和感恩是治疗抑郁症的良方。

通过前面的学习，我们已经知道愤怒、内疚和恐惧是负性情绪，它们是治疗抑郁症的绊脚石。

值得庆幸的是，宽恕和感恩是这些负性情绪的强力解毒剂。但是，它并不是灵丹妙药，不能马上使你的抑郁得到奇迹般的缓解，而是需要你做出艰难选择后，自律地实践你的选择，需要你勇于面对隐藏心底多年的情感怪兽，并敢于从不同的角度审视它们。如果你愿意，你可以成功蜕变！在你之前，很多人已经通过宽恕和感恩，摆脱了这些负性情绪。

无法否认，在有些人眼里，宽恕和感恩是很沉重的字眼，它带有浓重的宗教色彩，或是带有感伤主义的暗示。现代社会的复杂环境，使得我们许多人不愿再信任他人。愤怒、内疚、恐惧和评判，已经成了我们保护自己的盔甲。你是否想过，如果我们放下这些盔甲，我们会是谁？我们会变成什么样子？

然而，学会放下怨恨，放下心理包袱，宽恕他人，心怀感恩，回报将是巨大的，尤其当你正处于抑郁症的阴影下时。

阳光照进现实

1. 从宽恕中获益最多的人是你自己。宽恕不是忘却曾受过的伤害，而是为了帮助我们自己，让我们摆脱过去经历的痛苦。如果愤怒、不公正的感觉以及渴望得到回报的想法得不到释怀，我们就会一直处于“进攻”状态，创伤也得不到修复。在这个过程中，我们容易受到失控的愤怒和恐惧带来的影响。

你的自身情况：在生活中你是否有过类似经历，具体来说，

你是否拒绝原谅他人？如果是这样，你的“进攻”带来了怎样的后果？

2.通常，我们认为他人不应该得到原谅与宽恕，这在一定程度上是因为我们无法忍受对那些明显“不对”的行为说“没关系”。

你的自身情况：对你来说，宽恕他人很难吗？你是否认为“宽恕就像是对某人的不良行为视而不见”？认清一个人的伤害行为但又完全原谅他，你对此有什么看法？

3.宽恕他人会让自己获得动力，使自己身心更健康；不愿宽恕他人，怀恨在心，会伤害自己，影响自己健康。我从抑郁症患者身上一次次地看到，宽恕有助于减轻他们的情绪负担，使他们对生活充满希望，缩短他们的康复时间，重新激活复原力，有助于预防抑郁症复发。

你的自身情况：你认为宽恕还能带来什么好处？具体来说，当你鼓起勇气原谅别人时，你在情感上、精神上、身体上是如何受益的？

做个小测试

宽恕是治疗抑郁症切实可行的必要一步。对过去的伤害怀恨在心，只会加深你的愤怒、内疚和恐惧。通过下面的这些问题，了解你对宽恕的抗拒程度，并找到解决办法。

1. 我对有些人一直怀恨在心，因为他们曾经严重伤害过我。不过我还是希望能原谅他们，但我不会忘记他们对我造成的这些伤害。或者我希望能够 ________________________ 对我造成的伤害。

（1）

（2）

（3）

2. 如果我原谅了对方，我怕他觉得我好欺负，是“软柿子”或是__________

（1）

（2）

（3）

3. 我希望通过原谅某人，让我在以下三个方面得到释怀：

（1）

（2）

（3）

4. 关于宽恕的认识，让我惊讶的是它能够：

（1）

（2）

（3）

5. 对我来说，宽恕意味着：

（1）

（2）

（3）

6. 对我来说，宽恕并不是：

（1）

（2）

（3）

7. 我想要请求别人原谅的事情：

（1）

（2）

（3）

8. 我曾经做过的给别人造成伤害的事：

（1）

（2）

（3）

9. 我知道的可以帮助我摆脱伤害的方法：

（1）

（2）

（3）

换个角度看世界

1. 你认为宽恕与抑郁症之间有什么联系？关于宽恕，你在童年时期受到的教育是怎样的？你的精神信仰和你所接受的教育，是如何影响了你现在原谅别人（或你自己）的意愿？写下你真实的想法。

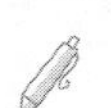

2. 写出你期望达到的状态。描述一下，如果没有怨恨，你理想中的生活。

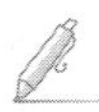

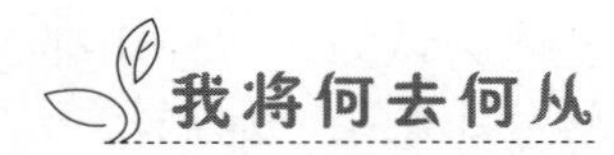

我将何去何从

1. 当听到“宽恕”这个词时，你的第一反应是什么？更具体地说，当你听到“你真的应该原谅那个人”这句话时，你是什么感受？

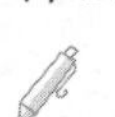

2. 你为什么不能原谅曾伤害过你的人？你如何解决呢？你的什么信念阻碍了你宽恕他人？你觉得宽恕/感恩很难吗？如果是的话，你希望如何提升自己？

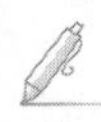

3. 你曾经请求过某人原谅你所犯的错误或因你而造成的伤害吗？对你来说，那是什么样的经历？当你得到别人的宽恕时，或者当别人不宽恕你时，你有何感受？

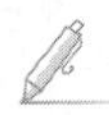

4. 你认为有必要与命运和解吗？有些人会认为，“一切都是命运的安排”。还有些人对命运感到愤怒或失望，他们认为生活中出现的创伤或苦难（有时包括抑郁症）都是命运在作弄自己。你对这个问题怎么看？

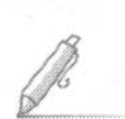

行动起来

现在是开始行动的时候了。前面我们已经探讨了许多促使你思考和行动的话题。现在，让我们把这些想法付诸行动。

1. 花点时间回顾一下你最近几年的人生经历。有哪些人想要得到你的原谅而你不想原谅他们，原因是什么？接下来，制定一个原谅他们的计划。

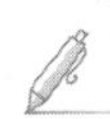

2. 阅读本周“再多一些”中“关于宽恕的错误观念”。在过去，你曾相信其中哪些错误观念？找出你要补充的其他误解。在过去，你是怎样理解感恩的？你有哪些感恩行为？

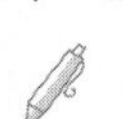

3. 我们在发脾气的时候，可能没有意识到或并不理解自己的情绪，一旦发起火来可能难以快速平复。通过下面三个方法，可以引导、辅助你了解自己的愤怒，帮你在日常生活中及时发现并正确识别这些愤怒信号。

（1）怒火经常是从很小的火苗开始。当你只是有一点点生气的时候，你可能都不会注意到它，有人称这个状态为“有点烦”。

画下你的怒气只有一点点时的样子，这时的你只是有一点生气。

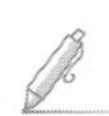

（2）如果你的怒火变大了，可能会变得难以控制，就像一辆没有刹车的小汽车，把沿路的一切都撞飞，此时让它停下来是件很困难的事。当一个人这么生气时，他可能会大喊大叫、捶胸顿足，或想要打砸身边的物品。

画下你的怒气非常大时的样子，这时的你非常生气。

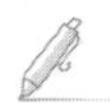

（3）愤怒叫停信号是你的身体提醒你，怒火正在增长的一些线索。这些线索在你的怒气只有一点时就开始出现，如果及时发现，你可以踩下刹车，在怒气变得越来越大之前将它控制住。

每个人都有自己的愤怒叫停信号，很有必要了解自己的信号有哪些，因为它们可以帮助你识别怒火的增长，并及时把它调整好。在下面的区域中写下你自己愤怒叫停的信号。

常见的愤怒叫停信号	我的愤怒叫停信号
我的脸很烫	
我的手开始颤抖	
我提高了说话音量	
我变得很安静	
我眼中好像有泪水在打转	
我老想给别人找麻烦	
我想扔东西、砸东西	
我觉得很烦躁	
我脑子很乱	

4. 以下工作由你来做。为了促进康复，本周你打算从哪些方面做一些小改变？

（1）

（2）

（3）

歇一下，再出发

把本周的主题精炼成一个等式就是：宽恕 = 释怀。通过宽恕，你可以从自己对他人的伤害行为和他人对你的伤害行为中得到解脱。如果不能从中解脱出来，这些毒性情绪将继续伴随着你，污染你的心灵，腐蚀你的思想。

古人告诉我们，不要生气，不要怀恨在心，因为愤怒情绪对生气的人是有害的。没有得到处理的愤怒、没有得到释放的怒气会危害我们的身体、思想和心灵。

既然如此，我们为什么不选择放下呢？因为发怒可以疏泄心中的不满，让人觉得更有掌控感。发怒会使我们的肾上腺素升高，并激发我们的情绪。更重要的是，发怒比宽恕更容易。傅瑞德·毕克纳（Frederick Buechner）说：

在七宗罪中，愤怒可能是最有趣的。一边舔舐着伤口，唠叨着对过去的不满，抱怨前方仍是苦难；一边细细品味着你给别人的痛苦和别人给你的痛苦——这就是一场国王的盛宴。唯一的缺憾是，你狼吞虎咽地吞下了你自己。你就是盛宴上的骷髅。

这些画面生动形象地说明了怨恨的力量，以及克服怨恨的艰难过程。通过努力可以实现个人心态的转变，抑郁也可以得到治愈，但这都取决于你对宽恕的意愿。

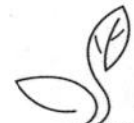

跟随慧语的指引

饶人不是痴汉，痴汉不会饶人。
作事惟求心可以，待人先看我何如。

——《增广贤文》

念头宽厚的，如春风煦育，万物遭之而生；
念头忌尅的，如朔雪阴凝，万物遭之而死。

——洪应明《菜根谭》

人之过误宜恕，而在己则不可恕；
己之困辱宜忍，而在人则不可忍。

——洪应明《菜根谭》

知人者智，自知者明；胜人有力，自胜者强。知足者富，强行有志。不失其所者久，死而不亡者寿。

——老子《道德经》

宽恕是打开怨恨之门和仇恨镣铐的钥匙。宽恕可以打破怨恨的枷锁和自私的桎梏。

——彭柯丽（Corrie ten Boom）

记录你的旅程

本周你做了一些新的尝试，向前迈进，改掉旧习惯，养成新习惯。

这一页是用来写“旅行”日记的。你探索出了哪些有效的方法呢？把你的冒险记录写在这里吧。利用这页空白，提问、列清单、涂鸦，记录你的进步和对你影响重大的事件。

再多一些

关于宽恕的错误观念

宽恕并不是让某人“摆脱困境”。我们常见的错误想法是，宽恕就是我们看到某人做坏事“逃脱”时，睁只眼闭只眼假装没看见。

通常，我们误认为“原谅某人就是原谅他犯下的过错”，其实二者不是一回事。宽恕的目的并不是为了掩饰那些人给我们造成的伤害，而是为了让自己从过去的痛苦中解脱出来，从而让我们自己受益。如果我们紧紧抓住愤怒、不公正对待不放，渴望得到补偿，这些伤害情形就会一直在眼前浮现，伤口无法得到愈合。这个过程中，我们仍然很容易受到失控的情绪影响。

你不妨这样想：别人做了一些伤害你和让你痛苦的事，那个人不是怪物，他和大家一样，只是他是个有缺陷的人。一旦伤害事件发生了，你就无能为力了。坏事发生了，已成事实。但从那一刻起，接下来怎么做，全在你的选择。你是紧紧抓住不放，并进行反击，使得伤害事件历历在目，甚至让事情变得更糟？还是放弃对“正义”的需要，不再追求对诸如“为什么是我”这种模糊而无用问题的答案？如果选择前者，你的体内会引发皮质醇和肾上腺素的慢性级联反应，这些神经化学物质会对大脑功能、血压、免疫系统活力等方面产生不利影响，从而增加患各种疾病的风险。从本质上说，你是在选择用更多的不良反馈来回应你的痛苦。正如古语所说的“在你开始复仇之前，先挖好两个墓穴。”要想保持分辨力而不伤害自己，这个选择不明智，而且两败俱伤。

宽恕可以帮助你走出困境，不用为对方的破坏行为找任何借口，也不用为他们的行为后果做任何掩饰，你有权说：“我不再拿这件事来责怪你。我要往前看。”

宽恕不代表软弱，更不是任由他人伤害的信号。人们之所以担心宽恕会给人留下软弱、任由他人伤害的印象，可能是因为人们害怕这会给个人或家庭带来不好的声誉和族人的责罚。他们的信念是，如果我们不自己伸张正义，就没有人会代表我们主持公道，从而埋下隐患，不断带来更多伤害和侵犯。

现在，问问你自己：是让别人的伤害行为决定你未来的健康和幸福，还是选择宽恕（而不是愤怒不已，满脑子想着报复），从而把握你自己的命运？你可以不断激发自己的愤怒和暴行来展示自己的“力量”，但那是错误的。宽恕不会使你变得软弱，恰恰相反。老子在《道德经》里说过：“知人者智，自知者明；胜人有力，自胜者强。”

宽恕≠和解，这是两个不同的概念。大多数时候，我们在与重要他人发生激烈冲突后，我们的目标是把关系拉回正轨，继续生活。这就是所谓的和解，这个过程可以使我们变得更加强大，更加宽容。就大多数冒犯行为而言，这是一种有益而健康的努力。

宽恕通常是和解的必要步骤，反之则不然。有时，伤害行为是如此严重，以至于继续这段关系是不可能的。这种情况下，原谅是可能的，这有助于从痛苦中解脱出来，从而让自己受益。和解是需要真心实意地悔改，恢复性地赔偿，以及对未来有安全保证。

你会发现，和解也是一种疗愈的标志。如果没有可能，你也可以放心，宽恕仍然能给你强大的力量。

宽恕的对象也可以是自己。不要因为犯错而惩罚自己，接受自己不完美的事实，意识到自己的缺点时以温柔待之。朋友和同事们因为你是你、你整个的存在与你交好，而不是因为你完美无缺如圣人般无可挑剔。

学会感恩

心怀感恩对身心健康有积极作用。与其追逐自己没有的东西，不如感谢现在所拥有的。感恩不只是嘴上说“谢谢”，感恩这个概念非常复杂。过去人们认为，感恩是在接受他人帮助后表达的感激之情；伍德（Wood）等人的研究认为，感恩是一种聚焦于欣赏生活中积极事物的良好特质。感恩不需要明确的感恩对象，可以是日常生活事件，甚至可以是自己。

1.感恩的好处

古罗马著名哲人西塞罗曾说：“感恩不仅是最大的美德，而且还是所有美德之源。”感恩是积极心理学的24种核心特质之一，与我们的幸福感有着紧密的关系。美国心理学家的研究证实，感恩可以促进身心健康，尤其能减轻抑郁症状；而感恩的对象，不限于给予过自己帮助的人，可以是父母、配偶或朋友，也可以是上苍、大自然、陌生人甚至世间万物；表达感恩的方式，也不限于当面说或者书信，可以是内心的默念，或者是个人独处时的悄悄诉说。

感恩不是口头说“感谢”，它可以深入负面情绪、内心的需求以及渴望。当我们的需求无法得到满足，或事态的发展不尽如人意时，感恩可以让我们的内心得以释怀，并从阴影中走出来；感恩还可以帮助我们站在生命的高度，从更客观的角度重新审视我们的生活，认清自己已经拥有的一切，从而更仁慈地对待自己，更用心地享受生活。科学研究表明，感恩是最强的幸福“促进剂”。表达感恩所产生的感激、满足、愉悦等积极心情，可以促进大脑加速释放多巴胺、5-羟色胺等化学物质，而且大脑同时还会分泌催产素，它能缓解紧张、焦虑、抑郁、焦躁等情绪，起到放松神经系统的作用，从而进一步保持心境平和。这种积极心态，不仅有利于增强人体免疫功能，还有助于身体更快地从疾病中康复。总的来说，表达感恩可以带来以下好处：

（1）促进身体健康，提升免疫力。

（2）减少压力和负面情绪的影响。

（3）提升幸福感和生活满意度。

（4）提升自我效能感。

（5）促进人际关系。

2. 培养感恩的方法

作为一种积极的心理品质，感恩也需要培养和练习。对于生活中的日常事件、情绪和体验，我们要以感恩的方式进行解读；对于他人给予的帮助，我们要细微地觉察。这样才能全面提高感恩水平，从而提升主观幸福感。以下是培养感恩的5种方法。

（1）写感恩日记。很多人可能有写日记的习惯，但不知道写感恩日记有助于抑郁症的康复。研究认为，通过写感恩日记，可以让人内心更平静；可以提供一个全新视角审视人生中自己真正看重的事或物；可以让人更了解自己，认清生活中哪些是必不可少的，哪些是可以舍弃的；在忧郁沮丧的时候，翻看自己的感恩日记可以提醒自己生活其实并没那么糟糕，并有助于重新调整自己的心态和情绪。

写感恩日记很简单，每天简短地写下3件想要感恩的事即可。这些事情可以是明媚的阳光、陌生人的微笑，也可以是很久未联系的朋友打来的电话、买到了寻觅很久的东西或是吃到了一顿美味可口的饭菜……如果在睡觉前写感恩日记，可能会睡得更香甜。

（2）制定感恩时间。每个人都是独特的个体，因此每个人都有自己的行为习惯。适合自己的感恩时间也因人而异，有些人喜欢在早晨醒来时或睡觉前表达感恩，有些人喜欢在晚餐开动前表达感恩，也有些人喜欢在独处时表达感恩。不论你喜欢在什么时候表达感恩，当感恩成为日常习惯后，你的大脑就会自动关注身边的细微小事，积极寻找那些值得感恩的人和事。

（3）每周一封感恩信。你可以就具体的事情，向那些帮助过你的人写信表达感谢。感恩信可以寄出去，也可以不寄出去。用传统方式手写感恩信，尽量不要用电脑打印；在条件受限或特殊时期，通过电子邮件、即时通信或者写完拍照发送给对方，也是可以的。一封简短又情真意切的感恩信，不仅可以照亮别人，而且也可以让自己从中获得心理上的满足。

（4）放一个感恩罐。准备一个便签本，每天撕下一页，把想要感激的事写在便笺纸上，放进罐子里。每过一段时间，取出罐子里的纸条，大声地朗读。你会发现，在看似平淡无奇、波澜不惊的日子里，其实自己身上也有很多美好的事发生。

（5）在社交媒体表达感恩。比如每天把值得感恩的事，分享到朋友圈或微博。这可能会引起他人的共鸣，还可能带动周围的人开始表达他们的感恩，将感恩的力量不断地传播出去。

用 STOPP 法调节负性情绪

处于负性情绪中的时候，我们很难平静下来，往往会放大情感、失去理智。这个时候我们就可以用STOPP方法，即静心，转念，起而行。下面，跟着表 9 里的步骤来调节情绪，逐渐恢复理性，做好处理问题的准备。

表9 STOPP法调节负性情绪

静心	停下来 Stop	停下来，退一步看问题
	深呼吸 Take a Breath	做两三个深呼吸
	观察 Observe	现在正在发生什么？ 我的反应是针对什么？ 我现在的想法和感受是什么？ 我脑子里想到的词语有哪些？ 我有哪些实体感受？ 我的注意力现在在哪里？
转念	缓一缓，转换角度 Pull Back & Put in Some Perspective	这是个事实还是一种看法？ 有没有从另一个角度去看它？ 别人会怎么看、怎么想这件事？ 如果别人经历这件事，我会给他什么建议？ 我给这件事赋予了什么样的意义，从而有现在的反应？ 它现在的重要程度是多少？ 6个月以后呢？ 我的反应和事件的严重程度成正比吗？ 我的行为造成的后果有哪些？
起而行	练习管用的方法 Practice What Works	我这么做对我有帮助吗？ 该方法有效且恰当吗？ 这和我的原则和价值观一致吗？ 对我、他人和当前这种情况，最好的解决办法是什么？

慢下来，专注当下

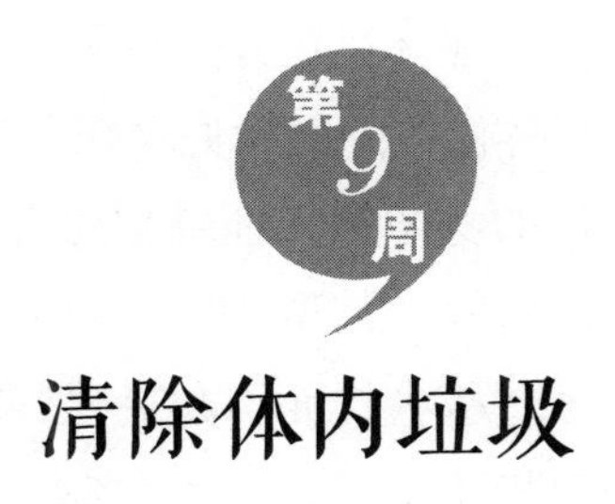

清除体内垃圾

清除体内垃圾和毒素，可以促进身心健康。

相比于以前，我们今天的生活方式发生了很大的改变。我们吸入的空气中，含有大量有毒有害的微小颗粒物；吃的食物中，可能添加了各种色素、防腐剂、增味剂，特别是那些反季节蔬菜，残留的农药、保鲜剂等化学物质更多……这些都对我们的身心健康带来了很大的危害。

污染物对生态环境造成的破坏，我们很容易看到。但当谈到我们体内的污染时，我们很难理解这个问题的严重性——因为没有像环境污染那样具有视觉冲击效果的画面，来帮助我们理解体内污染对我们现在和未来生活造成的影响。现实情况是，我们的身体每天都暴露在有毒物质中——我们所处的环境，所吃的食物，甚至我们服用的药物。有时，我们的身体会因为食用了过敏食物而引起炎症，或者吃火锅、外卖快餐、腌制食品而引起身体不适，这些都使得我们的身体“受到污染”。

虽然我们没有像鲸鱼和海龟胃里结集的塑料块这样具有冲击性的照片来说明人体内的污染正在产生毁灭性的影响，但我们每天都能感受到这些污染带来的影响，包括疲劳、抑郁、焦虑、多动症，甚至癌症等。

事实上，人体的多个器官和系统，生来就可以协同作用过滤和排出毒素。有时，这些器官和系统的解毒功能会因为我们每天接触到的污染物数量过多而效率降低。而且，我们有时也不能及时为这些器官和系统充足地提供它们活动所需的营养和能量。

幸运的是，通过某些有意的选择和有针对性的行为，我们可以给身体提供所需的营养和能量，来过滤进入体内的污染物，甚至排出我们体内的毒素，清除那些危害我们身体健康的物质。

阳光照进现实

1. 环境中（特别是我们吃的食物中）的一些物质，对于抑郁症的发生有很大影响。另外，有些神经毒素还与脑瘤、阿尔茨海默病、偏头痛、慢性疲劳、失眠、炎症、记忆力丧失、甲状腺功能障碍等有关。

你的自身情况：如果有些食物或环境中的毒素大大增加了你患上述疾病的风险，你是否因为看不到食物和环境中的毒素，就认为这不是太大的“威胁”？解释一下。

2. 吃的食物和喝的饮料是毒素侵入体内最常见的方式。现在市售的许多方便速食，糖高盐重、深度加工，而且含有多种添加剂，如果长期摄入，将会对我们的大脑等神经系统造成不可逆的损害。

你的自身情况：如果改变饮食可以缓解抑郁症或其他疾病，你愿意改变你的饮食习惯吗？哪些食物或饮料是你最难放下的？

3.排毒是清除我们体内神经毒素的一种好方法。通过排毒，可以让你的身体更健康，心情更好。新诊断的抑郁症患者，通常需要进行一段时间的身体净化和排毒，即服用排毒剂、改变饮食结构、做一些能促进身体自然排毒的活动。

你的自身情况：你以前做过身体净化和排毒吗？你认为这个方法效果怎么样？你觉得有用吗？

做个小测试

不合理的饮食是导致疾病的罪魁祸首吗？请认真回想你过去一周的实际饮食情况，是否含有以下食物，服用的频次用以下数字表示：0表示“几乎从不”，2表示“极少”，4表示“有时”，6表示“偶尔”，8表示“经常”，10表示“总是”。

1.含酒精的饮料和功能饮料。

0　2　4　6　8　10

2.含添加剂、人工防腐剂、色素、增稠剂和/或多种化学品的食品。

0　2　4　6　8　10

3.化学甜味剂，包括阿斯巴甜、糖精、安赛蜜，以及加工食品或饮料中的其他人造甜味剂。

0　2　4　6　8　10

4. 深加工食品和休闲零食，包括用精制碳水化合物、精制谷物或白面粉制成的食品。

0　2　4　6　8　10

5. 产自含汞量高的河流或湖泊中的水产品（鱼、虾等）。

0　2　4　6　8　10

6. 使用杀虫剂和除草剂种植出来的水果和蔬菜。

0　2　4　6　8　10

7. 油炸食品、烧烤食品或方便面等。

0　2　4　6　8　10

8. 辛辣食品（如火锅、麻辣烫等）。

0　2　4　6　8　10

9. 腌制食品（如泡菜、腊肉等）。

0　2　4　6　8　10

10. 隔夜的饭菜、外卖快餐等。

0　2　4　6　8　10

总得分：

60~100分——危险区。你需要立即改变你的饮食习惯，避免摄入富含毒素的食物。

40~60分——你的饮食习惯还需要进一步改进。

0~40分——你吃的食物绿色健康。继续保持！

换个角度看世界

1. 你认为高糖、高脂食物对身心健康有什么影响？酒精对身心健康有什么影响？饮食习惯大多是在小时候形成的，你的成长经历如何塑造了你今天的饮食习惯？近年来你的这些饮食习惯有变化吗？写下你内心的真实想法。

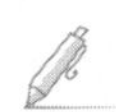

2. 写出你期望达到的状态。你摄入的毒素会对你的生活带来什么影响？

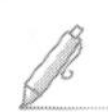

我将何去何从

1. 某些食物可引起体内的炎症并引起过敏反应，其破坏性不亚于毒素造成的损害，最常见的是对麸质或面筋过敏。你是否被诊断为过敏症？如果有的话,你成功地改变了饮食习惯吗？如果没有，你有没有想过麸质过敏可能会导致抑郁？

2. 有研究表明，每天喝一杯含有酒精的饮料会增加大脑损伤的风险，每天喝一杯酒的人患脑萎缩的可能性是其他人的3倍。你一般每天喝多少酒？知道了酒精是一种会损害大脑并导致抑郁的神经毒素，你愿意戒掉你的饮酒习惯吗？

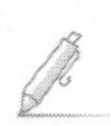

3. 通过改变饮食习惯来限制摄入会引起炎症的食物和富含化学物质的食物，这需要你的自律。你在饮食方面的自律能力如何？你是因为上瘾才没有自制力的吗？如果是，你有什么新的打算吗？

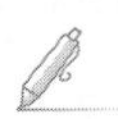

4. 在人生旅途中，一位富有责任感的、能给自己鼓励的伙伴，会给你很大的帮助，特别是在你试图改变根深蒂固的旧习惯时。你是否有过在他人的帮助下成功地改变旧习惯的经历？在改变饮食习惯时，你能找到可以扮演这个角色的人吗？

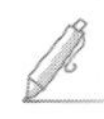

行动起来

三周排毒方案，先了解一下

1. 服用排毒剂

每天至少做以下 2 件事，坚持 3 周。

（1）蒲公英根泡茶，每次 10 g，每天 2 次，早上喝 1 杯，下午再喝 1 杯。

（2）咨询并在医生指导下服用水飞蓟素胶囊（选用从水飞蓟果实中提取的提取物，且标准化活性成分水飞蓟素为 70%~80%。不要选用从水飞蓟叶子中提取的）。

（3）咨询并在医生指导下服用 N- 乙酰半胱氨酸（NAC）排毒调节胶囊。

2. 改变饮食结构

保持健康的饮食习惯，切记以下 8 条健康贴士，坚持 3 周。

（1）不要喝含有酒精的饮料、功能饮料、市售瓶装果汁或含糖的茶。

（2）不要吃糖和其他甜品。

（3）除了酸奶，不要吃其他奶制品。

（4）每天喝 2 杯以上鲜榨蔬果汁。

（5）起床后先喝 1 杯温开水，每天喝水不少于 1 800 毫升。

（6）每天吃肉不要超过 200 克。

（7）多吃天然健康食品（能在超市农产品区买到的农副产品）。

（8）放弃食用会造成过敏的食物。

注意：如果对麸质过敏，就不要再吃麸质相关的食物。挑选一种不含过敏成分的食物，每天吃 2 次，连续 2 天，并在日记中记录这两天身体或情绪上的变化。如果感到更抑郁，或头痛或关节痛，或觉得臃肿或疲乏，或出现注意力不集中，等等，那代表你的身体对这种食物反应消极，请停止食用此类食物。过几天再重新引入不同的食物，观察你的身体对该食物的反应。

3. 净化血液和淋巴

每天选做以下任意 2 项活动，坚持 3 周。

（1）干刷皮肤：在洗澡或淋浴前，用天然植物纤维软刷轻轻地刷身体各个部位，这样可以温和地去除角质，促进血液循环，并促进新细胞的生长。

（2）在条件允许的情况下蒸个桑拿，然后冷水冲洗 90 秒或稍短时间。

（3）坚持运动：每次至少运动 20~30 分钟。运动能促进血液循环，有助于排出体内毒素。

另外，条件允许的话，还可以尝试以下活动。

（1）到正规中医院刮痧或拔火罐 1 次。刮痧和拔火罐是我国中医传统疗法，可以舒筋活络，改善微循环，促进新陈代谢；排毒解毒，提高人体免疫功能。

（2）学习艾灸。选取百会、印堂、神门、内关、膻中、太冲等穴位，采用温和灸的施灸方法，每穴施灸 10~15 分钟，每日 1 次，7 天为一个疗程。

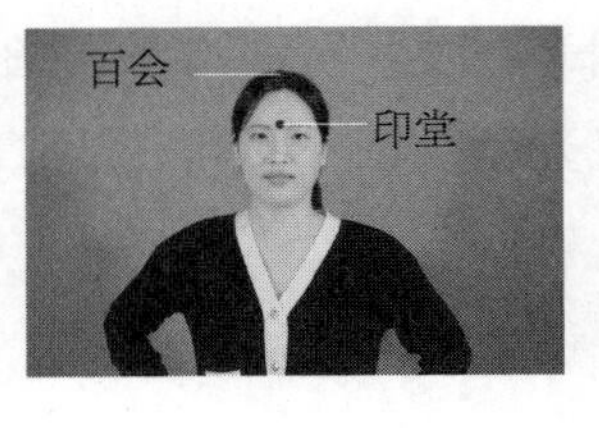

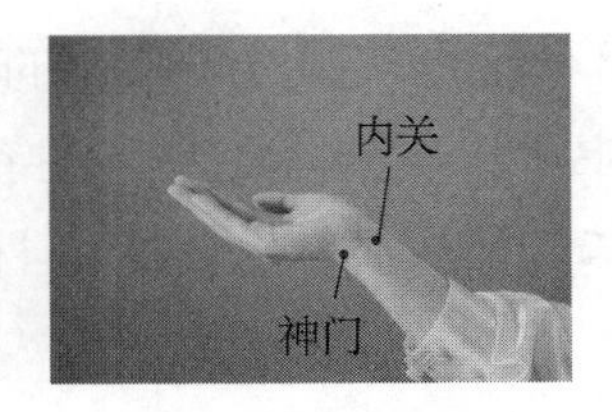

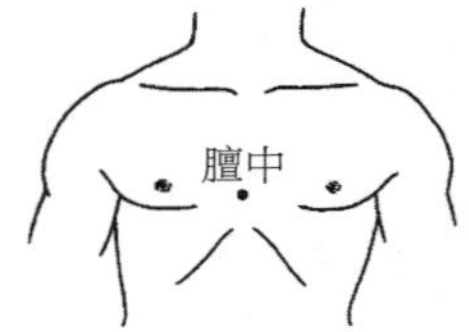

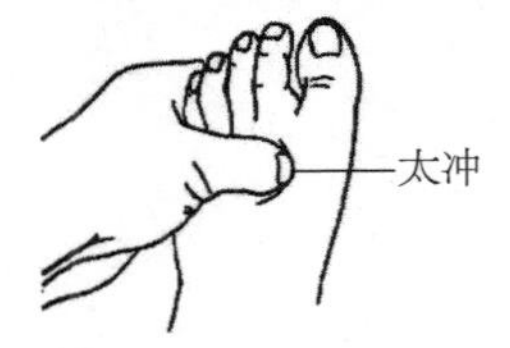

（3）每天“接地气”一次。天气暖和时，在清晨或傍晚去溪边或林间草地，呼吸富含负氧离子的空气，赤足接触大地，让地表自由电子进入身体，中和体内的自由基，达到阴阳平衡。

4. 保证充足睡眠

（1）每晚至少睡 7.5 小时。这不仅能让你休息好、缓解压力，还能减少炎症，让你的身体机能达到最佳状态。

（2）条件允许的话，每天午睡 30 分钟左右。

三周排毒方案，不仅可以帮助身体排出累积的毒素，还能剔除面筋、玉米、大豆、奶制品、鸡蛋和糖等这些可能引起食物过敏或机体炎症的食物。

排毒，现在开始行动

学习完三周排毒方案，现在是开始行动的时候了。

1. 三周排毒方案可帮你清除体内的毒素，有助于缓解抑郁症。现在写出你的具体实施计划吧。

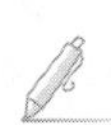

2.将三周排毒方案融入你的日常生活中。例如，从现在开始，充足喝水、晚上睡好觉、坚持每天运动等。写下三周排毒方案后你后续的一些实际步骤和目标。

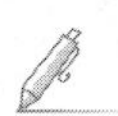

3.做个表格或日历，记录下你在避免摄入不健康食物和饮料方面取得的成功。

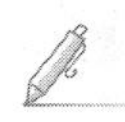

4.以下工作由你来做。为了促进康复，本周你打算从哪些方面做一些小改变?

（1）

（2）

（3）

歇一下，再出发

短期来看，做出改变可能会带给你压力和痛苦，因此人们一般都不愿做出改变。众所周知，经常吃不健康的食物，或过量饮酒，对身体有害。事实上，我们所吃的食物中含有的某些化学物质不仅会导致抑郁症，还会导致多动症、癌症等疾病，具体可参见P163“饮食中常见的毒素”。

现在你知道这些危害后，你需要有意识地选择和控制你吃进嘴里的东西，通过改变饮食来改变你的情绪和身体健康。不要再等了！从现在开始，做出改变。

跟随慧语的指引

凡阴阳之要，阳密乃固。两者不和，若春无秋，若冬无夏。因而和之，是谓圣度。故阳强不能密，阴气乃绝；阴平阳秘，精神乃治；阴阳离决，精气乃绝。

——《黄帝内经·素问》

五味入于口也，各有所走，各有所病。酸走筋，多食之令人癃；咸走血，多食之令人渴；辛走气，多食之令人洞心；苦走骨，多食之令人变呕；甘走肉，多食之令人悗心。

——《黄帝内经·灵枢》

凡食齐视春时，羹齐视夏时，酱齐视秋时，饮齐视冬时。凡和，春多酸，夏多苦，秋多辛，冬多咸，调以滑甘。

——《礼记·内则》

喜怒哀乐之始发，均非进食之时。然在喜乐犹可，在哀怒则必不可。怒时食物易下而难消，哀时食物难消亦难下，俱宜暂过一时，候其势之稍杀。饮食无论迟早，总以入肠消化之时为度。早食而不消，不若迟食而即消。不消即为患，消则可免一餐之忧矣。

——李渔《闲情偶寄》

一饮涤昏寐，情来朗爽满天地。
再饮清我神，忽如飞雨洒轻尘。
三饮便得道，何须苦心破烦恼。

——皎然《饮茶歌诮崔石使君》

记录你的旅程

本周你做了一些新的尝试，向前迈进，改掉旧习惯，养成新习惯。

这一页是用来写“旅行”日记的。你探索出了哪些有效的方法呢？把你的冒险记录写在这里吧。利用这页空白，提问、列清单、涂鸦，记录你的进步和对你影响重大的事件。

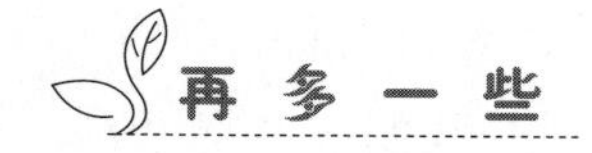

再多一些

“毒”从何处来

这里所讲的毒素，指所有对人体有害的物质，包括各种添加剂、防腐剂、抗生素、有毒金属、矿物质等。这些有毒物质不仅存在环境中，还存在生活日用品和食品中。甚至在我们体内，也积蓄着一定的毒素。那么，这些毒素到底是怎样侵入人体的呢？

1. 通过口腔摄入

我们身边有很多含有有害化学物质的食物，如含食品添加剂的零食、含农药残留的蔬菜、含抗生素的食用肉类、被重金属污染的鱼类等，除此之外，就连饮用水中都含有塑料颗粒和少量二噁英。二噁英是通过口腔进入人体的，其代谢、解毒率非常低。在随粪便和尿液排泄之前，二噁英在肠内会被再次吸收并参与肠肝循环，长期积聚体内会给人体带来极大危害。

因此，口腔摄入是最常见的获取方式。虽然肝脏的解毒功能可以将 90% 以上的有害物质代谢出体外，但长期的聚集也会造成肝脏的负担。

2. 通过呼吸道吸入

我们生活的环境中，大气污染有增无减。工厂、汽车排放的废气，焚烧垃圾时排放的二噁英，肆意喷洒的农药及杀虫剂，劣质建材释放的有害化学物质，空气清新剂和一些香水挥发出来的气体，以及近年来引发热议的石棉，都是通过呼吸道进入人体的有害化学物质。它们不会经过肝脏解毒，而是直接被吸收到血液中，运送到身体的各个器官，从而影响我们的健康。所以,呼吸道吸入是危险性很高的途径,而且是我们很难避免的。可见，大气污染现在成了全民问题，治理污染刻不容缓。

3. 通过皮肤渗入

化学物质经由皮肤进入体内，因很难让人明显感觉到，所以社会认知度较低。其实人体经皮肤吸收有害化学物质的机会远比想象得多。洗涤剂和化妆品等日用品中可能含有有害化学物质。我们接触聚乙烯制成的玩具、食品容器和衣服等物品时，也有可能经由皮肤吸收有害物质。此外，大气中的有害化学物质还可能附着在肌肤上被吸收，尽管量极其微小。

有害化学物质一旦经由皮肤渗入体内，就会积蓄在皮下脂肪或渗入血液及淋巴液，总之很难排出体外。出现不适症状需要一定的时间，同时体质存在个体差异，有些是急性发作，有些则会在体内潜伏多年后突然发病。因此很难证实这些症状是否与有害化学物质直接相关。虽然无法证明其危险性，但也不能保证它就是绝对安全的。

生活中常见的毒素

1. 饮食中常见的毒素（表 10）

你可以不抽烟、不喝酒，选择健康的生活方式，但很难避开各种毒素。从我们吃的蔬菜、大米，到开袋即食的方便食品，甚至呼吸的空气，可以说处处都暗藏危机。种植庄稼时，化肥、杀虫剂和除草剂的滥用；饲养场为了防病、增肥、快速出栏，几乎家家必用抗生素；自来水中的消毒剂、漂白剂；包装食品的塑料袋、保鲜膜、快餐盒……在“快餐经济”影响下，一切都讲求快速和方便，这也为我们的健康埋下了诸多隐患。

表10　饮食中常见的毒素

毒素名称	主要来源	对健康的不利影响
抗生素	肉类，蛋类，牛奶	肠道菌群失衡，耐药性，抗药性
反式脂肪酸	黄油，奶油，油炸食品，方便面	引发冠心病，影响生育，记忆力下降，容易发胖
各种添加剂	包装食品，调料，饮料	可能致癌，影响发育，引起慢性中毒，导致情绪问题
亚硝酸盐	自来水，腌制食品	致癌，引起中毒或血液性疾病
除草剂	各种农副产品	导致前列腺增生，有可能引发前列腺癌
微塑料颗粒	空气，瓶装饮料，袋装食品	致癌，引发各种慢性疾病或神经衰弱综合征

2. 生活环境中的化学毒素（表11）

虽然我们的居住条件是前所未有的优越，但房间里可能布满了功能各异的化学制品，身上穿着化纤新材料做成的色彩斑斓的衣服，喝着让人眼花缭乱的各种饮料，吃着五颜六色外包装的深加工食品，呼吸着各种废气和粉尘混杂在一起的空气。可以说，环境中很多地方都潜藏了化学毒素。

表 11　生活环境中常见的化学毒素

毒素名称	常见来源	不良影响
多氯联苯	塑料，建筑材料，嵌缝材料，润滑剂，石油燃烧，农药，墨水	致癌，导致畸形
二噁英	塑料，农药	致癌，损伤肝脏，有类雌激素作用
苯乙烯	泡沫塑料	致癌，释放苯，引发白血病
双酚 A	食品塑料包装，一次性餐具，保鲜膜，易拉罐的内壁，购物小票，热敏纸	有类雌激素作用，对乳腺和前列腺有损伤
邻苯二甲酸盐	乙烯基浴帘，塑料玩具，塑料瓶，化妆品和香水	有类雌激素作用，致癌，降低精子数量
聚氯乙烯（PVC）	浴帘，电线，电缆，家用电器，家居装饰用品	有类雌激素作用
有机氯	农药	有类雌激素作用，对神经有损伤
多溴联苯醚	阻燃剂，泡沫塑料家具，聚氨酯泡沫塑料，纺织品，电子产品的塑料外壳	致癌，引起神经中毒
甲醛	家具，胶合板，塑料制品，绝缘材料	致癌，引起白血病，引发多个系统相关疾病
三氯乙烯	干洗，毛毯，硬纸板	致癌

3. 金属类毒素（表 12）

有毒金属主要有以下几种：铅、汞、镉、砷和铝。这些金属与正常的蛋白质和缩氨酸形成化学键，使免疫系统作出反应，接着它们就会变成一种不能被免疫系统所识别的新物质。而免疫系统的任何反应都会引发迁延性炎症，多项研究发现，炎症反应是导致抑郁症的原因之一。

表 12　常见的金属类毒素

毒素名称	主要来源	对健康的不利影响
铅	油漆，水管，瓷器，水晶玻璃，化妆品，染发剂，农药，杀虫剂	帕金森病，记忆力和思维问题，智力低下，儿童学习困难
汞	海产品，农药，杀虫剂	记忆力和思维问题，情绪问题，心脏病，高血压，不孕症，免疫功能障碍
镉	油漆，牙科材料，海产品，烟草，汽车尾气，轮胎，塑料，电池，PVC 管	骨质疏松症，肾损伤，癌症
砷	沿海水域的海产品，建筑材料，农药，烟草，油漆，化石燃料燃烧	糖尿病，慢性中毒
铝	铝制厨具，发酵粉，除臭剂	影响磷、锶、铁、钙等元素的吸收，影响中枢神经系统、造血系统、免疫功能等

别犯“理智的错误”

1. 有屁就放，别憋着

很多时候，我们在办公室或是开会中，考虑到礼节、面子，想放屁也只能忍着。其实忍住屁不放对身体很不好，气体堵塞在肠道中，总感觉肚子里咕咕地叫，隐隐作痛，极不舒服。当然这也容易引发便秘。有时还会让人注意力涣散，精神恍惚。

有屁就放吧，不要强行憋在肚子里；把屁完全排出体外，有助于排毒。其实，不只是屁不能强忍，生理上的需求都不要强忍，否则易造成身心失调。生理上的需求共有 13 种。

●呼吸　●睡眠　●排便　●排尿　●放屁
●饥饿　●口渴　●打喷嚏　●打嗝　●打哈欠
●呕吐　●流泪　●射精

以上这些都是因人体需要而出现的。因此，强硬压抑生理需求，会对身体产生不利影响。比如，便秘时经常会感到头痛。强忍着便意，气体积存在肠内，就会引起腹痛或肠痛。可以说，这是人为造成的便秘。

又比如，口渴需求被抑制可能会导致听力下降、疲劳、抑郁等。喷嚏受到抑制，可能会造成头痛、面部麻痹或感觉器官的衰弱，甚者还会有耳膜破裂的危险。尤其是强行忍住的流泪、因工作繁忙而减少的睡眠、紧张性的憋气，一味强忍易造成意识涣散，我们要格外注意。

生理上的需求得到满足了，身心才会强大、稳定。我们常在克制、压抑的情况下做出不利于身心健康的选择，这就是所谓的“理智的错误”。压抑生理上的需求，其本身不仅是“理智的错误”，一定程度上还可能会加速身心毒素的积存。

2. 断食疗法改善肠道内环境

我们习惯“理智地”认为，轻断食的主要功效是减肥瘦身。其实，这里所说的“断食疗法”是一种较为常见的排毒方法。它是通过让肠道休息来调整肠道内环境的方法。断食的天数并不固定，一般可以进行一天。就算只吃早餐、午餐，只喝茶或开水这样的简单断食，也会起到一定的效果。

断食期间，原来一直忙于消化吸收的肠道可以暂时停止工作，将能量专注于排泄方面。排泄会变得更加活跃通畅，肠道内的环境也可以得到改善，长期坚持还有助于缓解便秘。没有了食物的摄入，有害菌就会因为没有营养来源而逐渐变得弱势，有益菌就可以逐渐占据主导地位。

3. 合理使用补充剂排毒

平时我们尽量采用自然方式进行排毒，不要过于依赖补充剂。无论是运动、桑拿还是处在炎热的夏天，出汗都能帮助身体排毒。要保证充足饮水量来补充出汗带走的水分，以便把毒素代谢出体外。必要时可在医师指导下选用肝脏解毒剂等补充剂来帮助排毒。

日常排毒要重视

1. 多吃排毒食物

研究发现，含硫的蔬菜，比如十字花科植物（卷心菜类）、洋葱和大蒜，都有解毒作用。花椰菜类的菜苗比花椰菜本身具有更强的解毒效力。

含胡萝卜素的蔬菜，比如胡萝卜，有利于肝脏功能。这类蔬菜中含有一种非常重要的胡萝卜素即 β－胡萝卜素，也叫作维生素 A 原，它是肝脏必需的一种营养物质。

姜和姜黄都有利于消除炎症。绿叶蔬菜有助于清除体内的重金属物质。亚麻籽外壳有助于增加肠蠕动，从而促进新陈代谢。

2. 多喝绿茶

我国自古就有饮茶的习惯。茶叶是纯天然的植物，茶叶中的水溶性物为 30%~48%，主要包括茶多酚、茶氨酸、茶多糖、有机酸、生物碱、矿物质等成分，它们综合在一起，构成了茶叶的品质和滋味。

对动物与人类的多项研究发现，茶多酚对我们的健康管理、细胞健康、心脏健康等方面有非常积极的作用。茶多酚是消除自由基的能手，多喝茶能消除炎症，促进血液循环，延缓衰老。日本的研究指出，茶多酚具有抗辐射和解毒的作用，能有效阻止放射性物质侵入骨髓。

茶多酚除了具备较强的抗氧化作用，还有灭菌的作用。另外，茶叶的吸附作用很强，我国有“茶性易染”的说法，这是因为茶多酚具有吸附性，能够吸附空气和食物中的异味。不仅如此，茶多酚还能吸附重金属和亚硝酸盐，与它们形成结合物沉淀，有利于减轻重金属和亚硝酸盐对人体的毒害作用。

茶氨酸能够安神降压，舒缓神经压力，促进大脑镇定。茶氨酸在化学构造上与脑内活性物质谷酰胺、谷氨酸相似，可以明显促进脑中枢多巴胺释放，提高脑内多巴胺生理活性。多巴胺是一种活化脑神经细胞的中枢神经递质，它的生理活性与人的感情状态密切相关。

茶叶中的茶氨酸，能够降低患抑郁症的发生风险。日本的多项研究探讨了饮用绿茶和减轻心理疾病之间的关系，结果发现70岁以上的老年人每天喝4杯或以上绿茶，出现抑郁症的风险减少了44%。虽然多喝绿茶对减轻抑郁症状的作用很明显，但饮用红茶和乌龙茶，没有减轻抑郁症状的功效。研究人员认为，绿茶中所含的茶氨酸对大脑能起到镇静作用。

感受生命，记录美好

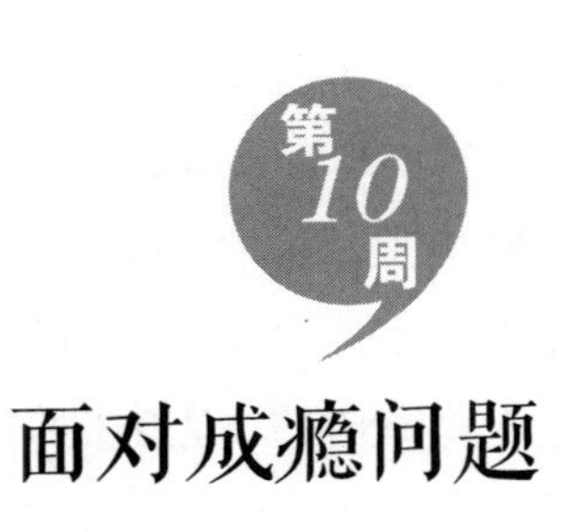

面对成瘾问题

揭开成瘾问题，让你重获自由。

如果你想横渡大洋，在起航的那一刻，要是你不能起锚，或是不起锚，不管你准备得有多充分，一切都是徒劳。你哪儿也去不了。

这形象地描述了某些患者努力地想从抑郁症中得到康复的情景。最初，他们努力改变饮食结构、改善睡眠习惯、消除环境毒素、处理情感包袱，甚至宽恕那些曾经以某种方式伤害过他们的人……但最后，这些都不足以让他们摆脱抑郁症，因为某种东西过于沉重，使得他们深陷抑郁症的泥潭里——他们被拴在了“成瘾”（addiction）的锚上。

事实上，这种情况非常普遍。在精神科或心理科，多达40%的抑郁症患者需要同时接受成瘾问题的治疗。在某些方面，这些人是幸运的，因为他们对毒品、酒精的依赖已经变得非常明显，这使得他们无法再否认对相关帮助的需要。但是，他们更可能隐藏其成瘾行为，转而依赖那些合法的行为。这些行为在现代社会通常被认为是“正常”的，因此他们也就认为这对其身心健康无害。其实这些行为的潜在后果非常严重，可能会阻碍抑郁的康复。

好消息是，如果你直面你的成瘾问题——无论是严重成瘾还是轻微成瘾——你就卸下了肩上的一块重担，让康复过程变得更容易。

阳光照进现实

1. 成瘾包括一系列的行为，常见的有使用让人衰弱的药物或饮酒，沉迷赌博，以及所谓的“软瘾”，如购物、玩电子游戏等。

在所有研究中，成瘾的定义都是一样的：即使知道会带来多种有害后果，但仍强烈地或不可自制地反复渴求使用某种物质或进行某种活动。如果某一行为反复地对你的生活产生负面影响，但你不能停止或不会停止，那么你很可能已经上瘾了。

你的自身情况：你对成瘾的定义有何想法，尤其是对你自己的行为？当你反思你的生活方式时，是否有一些危险信号会引起你对成瘾行为的关注？

2. 任何一种成瘾都会改变你的情绪，这正是人们在感到沮丧时想要做的——改变他们的情绪。由于成瘾物质或成瘾行为通常会带来暂时的放松、愉悦，甚至是极乐，所以抑郁症的人一次又一次地尝试这些行为也就不足为奇了。很多时候，他们更强烈、更频繁地追求有害的习惯，只是为了那个当下短暂的情绪体验并借以麻醉自己。

你的自身情况：你认为上瘾行为和情绪波动之间有什么联系？有时很容易看出上瘾（酒精、毒品、咖啡因）是如何影响情绪的，但有些行为（购物、过度工作、不健康的人际关系）很难察觉到，你认为它们是如何影响抑郁症的呢？

3. 成瘾行为并不是导致抑郁症的真正成因。事实上，成瘾行为只会掩盖事实，分散人们的注意力。需要反复强调的是，如果自己不采取行动，抑郁症几乎不会自愈。更重要的是，如果患者不去探索问题的根源——尤其是那些持续地导致情绪失衡的习惯和模式，抑郁症通常会变得更严重。

你的自身情况：你认为成瘾行为在哪些方面会分散甚至阻碍抑郁症的治疗？用你自己的话来描述上瘾和抑郁症之间的联系。

做个小测试

对各种物质和行为上瘾，犹如拴住我们双脚的锁链，让我们陷入抑郁的泥潭而不能自拔。戒掉这些“瘾”是治疗过程中非常重要的一步。对照下列描述性语句，判断你自身的具体情况。请客观诚实地回答。

1. 虽然做这件事（成瘾行为）对身心健康有明显的负面影响，但我还是一直在做。

□从不　　□有时　　□总是

2. 当我试图停止这些成瘾行为时，我就有心理或身体上的退缩。

□从不　　□有时　　□总是

3. 要是我不先满足这些“瘾”，我就不想参加任何需要与人沟通的活动。

□从不　　□有时　　□总是

4. 我努力不让别人知道我的这些成瘾行为，甚至对我在乎的人撒谎。

□从不　　□有时　　□总是

5. 我已经没法对自己说“不”，于是继续这些成瘾行为。

□从不　　□有时　　□总是

6. 与过去相比，我需要更多的物质或活动，才能让自己感到满足或放松。

□从不　　□有时　　□总是

7. 为了满足这些“瘾”，我冒着风险做出了重大牺牲。

□从不　　□有时　　□总是

8. 当有人表达出对这些成瘾行为的担忧时，我就会产生戒心。

□从不　　□有时　　□总是

9. 我觉得我需要满足了这些“瘾”，才能支撑我愉快地度过一天。

□从不　　□有时　　□总是

10. 做这些成瘾行为，让我感到内疚或羞愧。

□从不　　□有时　　□总是

如果你回答的以上问题超过5个是“有时”或“总是”，那么你很可能已经成瘾了。接下来的问题将帮助你坚定摆脱成瘾问题。

1. 我一直在做这件事（成瘾行为），因为它让我觉得……

（1）

（2）

（3）

2. 我需要这个东西给我带来的感觉，因为……

（1）

（2）

（3）

3. 我可以通过其他方式满足这种需要……

（1）

（2）

（3）

4. 如果我没有“瘾”的问题，我会过得更好，因为……

（1）

（2）

（3）

5. 我宁愿受点苦也要摆脱成瘾问题的困扰，因为……

（1）

（2）

（3）

换个角度看世界

1. 你认为成瘾行为与抑郁症之间有什么关系？如果你已经有了有害行为（即使还没被诊断为成瘾），你这个行为是从什么时候开始的？它在你的生活中是如何演变的？你是否已经决定以后就听天由命了？写下你真实的想法。

2. 写出你期望达到的状态。改变（戒瘾）会带来压力，记住，压力是生活的一部分，甚至是强大的动力。叙述一下，你认为成瘾与抑郁症的关系。

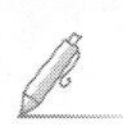

我将何去何从

1. 许多人会拒绝承认自己有成瘾问题，因为他们认为这是一种耻辱，而媒体上有关“瘾君子”的图片和描述往往会让这种耻辱永久化。你认为成瘾问题与耻辱有什么关系？它是如何阻碍你诚实地看待自己的成瘾行为的？

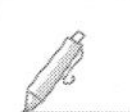

2. 许多人想要治愈抑郁症，却不解决成瘾行为，这是行不通的。面对和克服任何形式的成瘾问题，对抑郁症的治疗都是必要的。你认为这是为什么？在你看来，成瘾问题是如何阻碍抑郁症康复的？

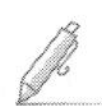

3. 你对过程成瘾（也称为“软瘾”）有什么看法？它包括相互依赖的关系和购物、赌博、囤积，甚至是锻炼。许多人都会忽略这些问题，因为它们一开始是正常的行为，但慢慢会变得无法控制。你认为这些行为是如何导致抑郁症的？

4. 有成瘾问题的人几乎都有羞耻感和内疚感。当一个人隐藏成瘾问题时，羞耻感和内疚感会直接导致他无能感、无价值感、不招人喜爱——这些都是抑郁症的典型特征。描述一下，你认为羞耻感和内疚感这两种强烈情绪是如何让人沉溺于上瘾行为并最终陷入抑郁症的。

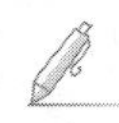

5. 你正在戒除成瘾行为吗？你认为成瘾行为是如何加剧抑郁症的？是否有什么事情妨碍你戒除成瘾行为？

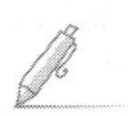

行动起来

现在是开始行动的时候了。我们已经探讨了许多促使你思考的话题。现在，让我们把这些想法付诸行动。

1. 全面地评估成瘾问题。即使你认为强迫行为对你来说不是问题，也要进行评估。它会提供很多有用信息，许多人对其评估结果感到惊讶。你可以去看治疗成瘾问题的专科医生，请他给你做深入全面的评估。请你描述一下完成这一步的计划和承诺。

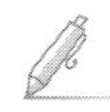

2. 阅读本周“再多一些”，它介绍了伴随上瘾而来的秘密性、欺骗性、羞耻感和内疚感。写下你在这些方面的感受与体验（不管你是否有成瘾问题）。

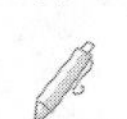

3. 找一个有责任感的、能鼓励你的、值得信任的伙伴，和他谈谈成瘾和抑郁症的问题。可以是你的心理医生，也可以是你的朋友，与他坦诚地讨论，以确定你是否需要就成瘾问题寻求更多帮助。写下你的行动计划。

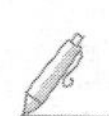

4. 以下工作由你来做。为了促进康复，本周你打算从哪些方面做一些小改变？

（1）

（2）

（3）

歇一下，再出发

实践证明，只要愿意面对真相的患者，无论多么痛苦，最终都能获得康复。不幸的是，那些深陷成瘾问题的患者很难接受事实，也很难讲实话。他们对真相守口如瓶，始终否认自己病情的严重程度。他们向所爱的人隐瞒真相，藏匿“瘾品”，隐秘行事。

如果你想治好抑郁症，你就必须直面那些成瘾问题。当你完全诚实地生活、坦诚地讲话，你会发现这对你生活的各个方面都有好处。你越诚心面对，你的压力就越少。你越少讲违心话，你的不眠之夜就越少。坦诚相待，人际关系就会更和谐。面对真相，你内心就会更平和。活出真实的自己，你就会找到你一直在寻找的自由。

跟随慧语的指引

玩人丧德，玩物丧志。

——《尚书·旅獒》

故过犹不及，有余犹不足也。

——贾谊《新书·容经》

爽口食多偏作病，快心事过恐生殃。

——《增广贤文》

人心有病，须是剥落。剥落得一番，即一番清明，后随起来，又剥落，又清明，须是剥落得净尽方是。

——陆九渊《陆九渊集》

且夫善摄生者，要当先除六害，然后可以保性命，延驻百年。何者是也？一者薄名利，二者禁声色，三者廉货财，四者损滋味，五者除佞妄，六者去妒忌。六害不除，万物纠心，神岂能内守？

——吴普《太上老君养生诀》

记录你的旅程

本周你做了一些新的尝试，向前迈进，改掉旧习惯，养成新习惯。

这一页是用来写“旅行”日记的。你探索出了哪些有效的方法呢？把你的冒险记录写在这里吧。利用这页空白，提问、列清单、涂鸦，记录你的进步和对你影响重大的事件。

再多一些

成瘾问题带来的影响

很多人会问，成瘾问题与抑郁症之间有什么联系？其实，当人们严重依赖非法药物或酒精时，成瘾问题与抑郁症之间的关系就更加明显了。成瘾伴随着一系列可预测的行为和情绪，它就是抑郁症枷锁链条上的一环。成瘾问题一般是如下发展的。

※ 隐藏。大多数人都很清楚自己的行为或物质使用是从什么时候开始失衡的。也许他们当时并没有看到其中存在的问题，但他们能感觉到其他人不会理解自己的行为，而且会反对他们。因此，他们将自己的成瘾行为隐藏起来。其实，不管我

们如何说服自己，我们还是会隐藏那些让自己感到羞愧的东西。于是，一场低级的冲突就在我们内心展开了。

※ 欺骗。过不了多久，隐藏秘密的需要就会迫使我们撒谎，对象通常是那些关心我们的人。我们也许可以为“个人隐私”辩护，但很多人都知道，欺骗身边的人对我们健康的人际关系是有害的，这也会形成一种恶性循环。

※ 感到羞愧和内疚。如果把抑郁症比作是一枚火箭，那么羞愧感和内疚感就是这枚火箭的两个燃料桶，它们可以从多个方向侵入我们的思维。如果我们为了隐藏上瘾行为而撒谎，因此引发的羞愧感和内疚感，会直接导致我们感觉无力、毫无价值、不值得被人爱——这些都是抑郁症的典型特征。

面对自己不断加剧的上瘾行为和日益恶化的抑郁症，人们的反应通常是继续糊弄自己和周围的人。就这样，开始了隐藏、欺骗、感到羞愧和内疚的反复循环，并且以越来越快的速度将我们带入抑郁症的深渊。

常见的成瘾问题

成瘾问题主要包括对物质成瘾和对特定类型行为成瘾，这两类成瘾非常相似。行为成瘾在心理学上被称为“过程成瘾”或“软成瘾”。最近的研究揭示了一个惊人的事实：人类的大脑对物质成瘾和过程成瘾的反应非常相似，甚至在某些情况下，大脑扫描结果也几乎相同。

很多研究都得出了类似的结论，我们需要更加重视过程成瘾，就像重视物质成瘾那样。这两者都会给“瘾君子”的生活带来负面影响，包括抑郁症的发病，以及抑郁症的严重程度。

表13 常见的物质成瘾与行为成瘾

物质成瘾	行为成瘾
酒精：白酒、啤酒、葡萄酒、药酒	科技：手机、网络、游戏
尼古丁：烟草、电子烟、尼古丁	购物成瘾
食物：巧克力、甜食	赌博成瘾
饮料：咖啡、各种汽水、功能饮料	色情成瘾
处方药：阿片类药、盐酸曲马多	冒险行为：漂流、蹦极、文身
非处方药：速达菲、阿司匹林	追星，看短视频成瘾
非法毒品：海洛因、冰毒、大麻	锻炼成瘾

表13列出了临床实践中抑郁症患者身上常见的依赖性或成瘾问题。但请记住，成瘾问题有很多种，远远不止下面列举的这些。如果你有这些“嗜好”，不要回避事实。这不是为了揭你的短，也不是想让你难堪，而是为了引导你迈出第一步：认识到可能需要注意的问题，这样可以帮助你摆脱抑郁症枷锁的束缚。

直面成瘾，早日戒瘾

前面列出的这些成瘾问题一旦形成，解决起来就不是一朝一夕的事。我们无法快速地解决成瘾问题，这需要你有直面成瘾问题的勇气，坚强的意志，并为之付出不懈的努力。但好消息是，解决成瘾问题会立即给你生活的各个方面带来回报，包括心理健康，以及良好的睡眠。

那么，从哪里开始呢？无论你陷入的是哪种物质成瘾或行为成瘾，第一步就是要摆脱它对你的直接影响。这意味着在你下定决心戒除这些“瘾”的时候，刚开始你需要承受痛苦难熬的戒断反应。你得做好身心反抗的准备，因为陷入成瘾的泥潭后，不是那么容易脱身的。但你一定要有坚强的意志和必胜的信心，这是一场你可以赢的战斗——你必须赢，因为只有先解决了成瘾问题，你才能慢慢从抑郁症的阴霾中走出来。

念念不忘，必有回响

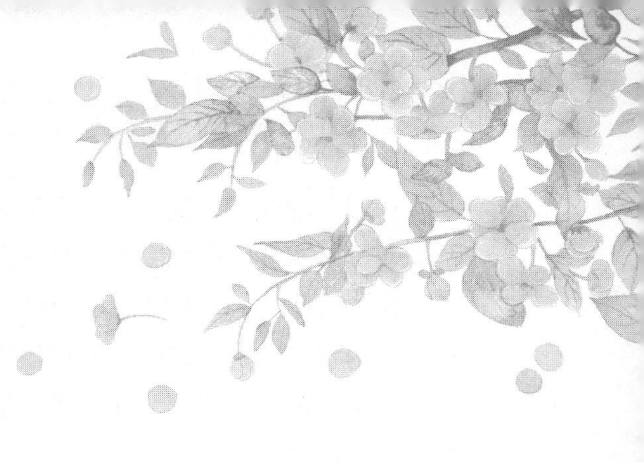

第11周

给予心灵关怀

心灵关怀的力量非常强大，

精神修炼是治疗抑郁症的关键。

在漫长的抑郁康复过程中，信仰是我们的精神支撑，就像阿拉丁神灯一样，照亮我们前行的道路。信仰就是对某人、某种事物或某种思想（比如“我能战胜抑郁症”）的信奉和敬仰，把它奉为自己的行为准则，并在日常生活中按照这些准则采取行动。通过前面的内容，你已经了解到，在康复道路上的每一步都需要你的勇气和实际行动。

信仰可以由意志自由抉择，我们通过有意识的行为，利用感官经验、记忆、内省、道德和审美、逻辑直觉等，可以改变或培养一种信仰。

信仰并不是我们试图抓住的虚无之物，它是我们有意采取的行动——选择相信在最黑暗时刻我们并不渺小和孤单。精神信念始于坚定的抉择，它是一种能激发我们精神和情感免疫系统的能量，这是其他任何方法都办不到的。心灵关怀就是与那些甚至你自己都不知道已经拥有的事物建立联系。比如：

精神力量：实际上，在开始治疗时，你所必须面对的许多旧习惯，甚至成瘾问题，都可能把你吓退。很多人在这些困难面前退却了，但是你不必只靠自己独自面对，要借助精神信仰的力量。

精神安慰：《老子》有云“祸兮福之所倚，福兮祸之所伏”，只要“心存善念，必有善行；善念善行，天必佑之”。

精神指引：有多少次你曾因为不知道如何做出选择而感到不知所措？虽然“路漫漫其修远兮，吾将上下而求索”，但内心深处清楚地知道“青山缭绕疑无路，忽见千帆隐映来”。

拥有实用主义信仰的人，不必信神、信佛或信上帝，然而他确实需要另一类型的信仰，即通过做某些事情，比如相信“种善因结善果”而多布施、行善积德，这样至少可能会实现他追求的目标，而且比做其他事情更有可能实现这些目标。通过信仰进行心灵关怀，这是一种新的生活方式，它能从内到外地改变你，照亮那些阻碍你前行的黑暗，并找到新的出路。如果你将信仰与从本书中所学到的知识结合起来，产生的结果会让你感到惊叹。

阳光照进现实

1. 精神信仰是一种选择，始于简单的行动，即选择相信我们并不孤独，即使是在我们最黑暗的时候。你不需要等到自己觉得信心满满了才开始行动，你可以从一个坚定的选择开始。

你的自身情况：你的信仰是什么？它是如何随着时间的推移而演变的？对于“祸兮福之所倚”的想法，你有什么情绪反应？

2. 精神信仰打开希望之门。绝望是抑郁症的主要症状之一，但精神信仰会激发希望。你要了解和关心你的身体，并相信充满爱的身体有着强大的自然康复能力；你要相信，你的未来会有好事等着你。

你的自身情况：你会经常感到绝望吗？如果你对未来抱有强烈的希望，那将有什么不同呢？你同意“哪怕是一点微小希望也会带来改变”的观点吗？

3. 你可以采取一些行动来改变、培养和增强你的信仰。如前所述，信仰不仅仅是用来期待，更需要采取一些具体的行动来练习和培养。比如，你可以去寻找更多的证据，来改变你的信仰，或者通过有选择地寻找有利的证据，来培养一种信仰。

你的自身情况：你是否已经开始追求精神上的成长？如果是，效果如何？你是否认同“信仰就是先选择然后再付诸行动”？

做个小测试

你目前正在从事什么样的信仰活动？下面，在你每周至少做1次的活动旁边打钩。如果你有每周不止做1次，而且不在清单上的信仰活动，请把它写在空白处。

□跟上苍对话，与先哲圣人交流

□阅读《论语》《心经》《道德经》等儒、释、道思想经典著作

□与志同道合的人（朋友或家人）交流谈心

□冥想，倾听内心的回应

□坦白承认自己犯下的错误

□培养愉悦的心情

□帮助他人

□练习感恩

如果你每周所做的信仰活动少于3次，很可能你正在错失一个自我疗愈的良机。

换个角度看世界

1. 你认为信仰、精神力量与你的身心健康之间有什么关系？近年来你的这些看法有变化吗？生活中的哪些经历促使你希望自己有信仰？写下你真实的想法。

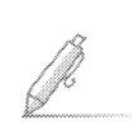

2. 写出你期望达到的状态。你希望的信仰是什么？充满信心和希望会对你的生活产生什么影响？

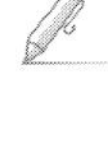

我将何去何从

1. 你认同“精神力量是众多抑郁症患者绝望情绪的解药”这一说法吗？

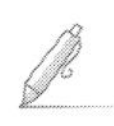

2. 你战胜抑郁症的精神力量是什么？请写下来。如果没有，有哪些途径可以帮助你找到这种精神力量？

3. 你是否认识一些人，因为他们心中有坚定的信念，为他们自己及周围的人带来了积极力量？把这些人的名字写在下面。

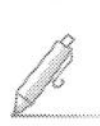

4. 如果你能与先哲圣人或“命运之神”对话，你会向他诉说什么？把它写在下面。

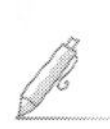

行动起来

现在是开始行动的时候了。前面我们已经探讨了许多促使你思考和行动的话题。现在，让我们把这些想法付诸行动。

1. 感谢生命中的美好与磨练。一切都是最好的安排，命运终将引导你走出抑郁。想一想，有哪些方法可以增加你的信心，增强你的信仰。

2. 还记得本周“我将何去何从”问题3名单上的那些人吗？与其中的一些人谈谈你正在探索增强信仰的方法，看看能从中得到什么收获。

3. 本周试着为身边的人做点力所能及的事儿。去义工之家，或者向那些需要帮助的人伸出援手，他们会因此而感激你。列出这些可做之事。

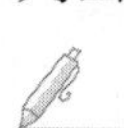

4. 以下工作由你来做。为了促进康复，本周你打算从哪些方面做一些小改变？

（1）

（2）

（3）

歇一下，再出发

当人失去了希望，陷入绝望时，其影响可能是毁灭性的，甚至是致命的。当人有了希望，他才能够生活下去，而且变得更加坚韧。如果你一直都没有信仰，现在就是改变的时候了。坚定的理想和信念，在人生最艰难的时候能给你信心与力量。

我们可以把希望寄托在很多外界事物上——我们的聪明才智、他人的指引、学历证明、银行存款，甚至我们所爱的人。但是，当这些都失去的时候——而且在某种程度上，这些注定会失去，毕竟它们都是身外之物——选择相信自己才是根本。你的人生，都掌握在自己的手中。你才是自己生命的主人！

跟随慧语的指引

夫形者神之舍也，而精者气之宅也。舍坏则神荡，宅动则气散。神荡者昏，气散则疲。昏疲之身心，即疾病之媒介。是以善医者先医其心，而后医其身。

——华佗《青囊秘录》

心常清静则神安，神安则七神皆安，以此养生则寿，殁世不殆；心劳则神不安，神不安则精神皆危，便闭塞而不通，形乃大伤，以此养生则殃。

——万全《养生四要》

凡人修养摄生之道，各有其法……大概勿要损精、耗气、伤神。此三者，道家谓之全精、全气、全神是也。三者既失，真气耗散，体不坚矣。

——朱权《臞仙神隐》

你得相信某些东西——你的勇气、命运、生活、宿缘，诸如此类。这种方法从未令我失望，它使我的人生大不一样。

——史蒂夫·乔布斯（Steve Jobs）

愿上天赐予我平静，去接受我无法改变的；

愿上天给予我勇气，去改变我能改变的；

愿上天赐我智慧，分辨这两者的区别。

——雷茵霍尔德·尼布尔（Reinhold Niebuhr）

记录你的旅程

本周你做了一些新的尝试，向前迈进，改掉旧习惯，养成新习惯。

这一页是用来写“旅行”日记的。你探索出了哪些有效的方法呢？把你的冒险记录写在这里吧。利用这页空白，提问、列清单、涂鸦，记录你的进步和对你影响重大的事件。

再多一些

近年的临床研究证明，正念认知疗法对抑郁症的康复以及防止抑郁症复发有很好的疗效。该疗法包含的练习有正念呼吸、正念运动等，练习的重点是关注身体感觉、情绪和想法，同时对重新出现和消失的想法采取非评判的、接纳的态度。该疗法的另外一个重要组成部分就是家庭作业，将正念觉知（如正念饮食、正念行走和正念刷牙等）融入日常生活中。这些练习包括三个步骤：觉察想法、情绪和身体感觉，然后将注意力转移到呼吸上，最后将注意力扩展到整个身体。

下面是练习的引导语，你可以根据需要，每天加以练习。

正念呼吸练习

1. 坐在一个舒服的位置上，可以坐在靠背椅上或者表面柔软的地板上，让你的臀部有垫子或矮凳子支撑。如果你坐在椅子上，背部最好不要靠在椅背上；如果坐在地板上，双膝最好能碰到地板；调整垫子或凳子的高度，坐稳了，以自己坐得舒服为准。无论你坐在哪里，确保你的膝盖在你的臀部水平以下。

2. 背部挺直，保持一个有尊严的舒服姿势。如果是坐在椅子上，就把脚放在地板上，两腿不要交叉。

3. 慢慢闭上你的眼睛，将注意力集中到你的触觉，以及你的身体与地面或椅面接触所感觉到的压力上来，以这样的方式将觉知带到躯体感觉的水平。花 1~2 分钟来探索这些感觉。

4. 现在，随着吸气和呼气，觉知你的下腹在躯体感觉模式上的变化（当你第一次做这个练习时，可以把你的手放在腹部下方来帮助你感觉手和腹部接触时的感觉变化。当你能够很自如地用这种方法去进行躯体感觉时，你就可以把手移开，继续关注腹部的感觉）。

5. 当每次吸气感觉腹壁起伏时，去觉知轻度的拉伸的感觉；每次呼气时，感受腹壁轻微地收缩。尽可能在每一次呼气和吸气时将注意力放在下腹的躯体感觉变化上，或许你会注意到每一次吸气与呼气之间的小小的停顿。

6. 不需要以任何方式来控制呼吸，只需要简单地让它自然进行就可以了。尽可能去做，在其他正念练习中也是一样。没有什么问题需要去解决，也不需要达到任何特殊的状态。

7. 或早或晚（通常很快）你的注意力就会开始游移，从对呼吸时下腹的关注开始，到想法、计划、白日梦或者其他任何东西。非常好，这就是心里会做的事，并不是什么错误。当你注意到你的意识不在呼吸上时，在心里小声地祝贺一下，你已经回来并且再次意识到了你的体验！你可能想简单地了解一下自己的意识到底去了哪里（“哦，正在想事儿”）。然后再慢慢回到你下腹躯体感觉的变化上，再次将注意力放在正在进行的吸气和呼气上。

8. 无论你注意到的心理游移多么频繁（这一过程会不断重复），尽你所能，每次都祝贺自己已经回来了，并且再次意识到了你的体验，慢慢将注意力拉回到呼吸上，觉知每一次吸气和呼气过程中躯体的感觉变化。

9. 尽可能友善地去觉知，把一次次的心理游移看作体验耐心和好奇心的机会。

10. 继续练习 10~15 分钟，如果你想多练习一会儿也可以。

或者时不时提醒一下自己，只要去关注此刻正体验的事情就可以了。尽可能去做，每当你的意识发生游移或者不再关注腹部时，用呼吸作为锚定点再次回到此时此刻上来，继续呼吸。

正念运动练习

1. 找到一片可以来回走动的地方，不要在意别人是否会看到你。室内或室外都可以——你“散步”的长度为 7~10 步。

2. 站在空地的一端，两脚平行分开站立，10~15 厘米宽，膝盖要放松，这样它们可以逐渐地弯曲。让手臂松弛地悬在身体两侧，或者双手轻轻握住，放在身体前面。轻柔地凝视你的正前方。

3. 将你觉知的关注点放在你的脚底，去直接觉知你的脚底接触地面的感觉，以及你身体的重量通过你的腿和脚接触地面的感觉。你会发现，轻轻地弯曲你的膝盖几次，可以更清晰地感觉到脚和腿。

4. 当你准备好后，将身体的重量慢慢移到右腿，当你的左腿“放空”，右腿支撑着身体的大部分重量时，注意腿和脚上的躯体感觉模式的变化。

5. 当左脚“放空”，让左脚从地面慢慢地抬起，注意你在这么做时小腿肌肉的感觉，接着，让你的整个左脚轻柔地抬起来，直到只有脚趾尖接触地面。觉知脚和腿的感觉，慢慢地抬起左脚，小心地将它往前移动，要感觉脚和腿移动时穿过空气，然后将脚后跟放在地面这个过程。当你将身体的重心从右腿转移到左腿和左脚时，将左脚的剩余部分与地面接触，去觉知左腿和左脚增加的躯体重量，觉知右腿“放空”的感觉，和右脚后跟离开地面的感觉。

6. 将身体的全部重量都转移到左腿，让右脚慢慢地抬起，缓慢地将右脚向前移动，去觉知当你这么做时腿和脚上躯体感觉模式的变化。当右脚接触到地面时，将你的注意力集中于右脚后跟，当右脚轻轻地落到地面时，将身体的重量转移到右脚后跟，去觉知两腿和两脚上躯体感觉模式的转变。

7. 以这种方式，慢慢地从场地的一边移动到另一边，要特别去觉知当脚底和脚后跟接触地面时的感觉，并且觉知当腿向前移动时肌肉的感觉。

8. 当你走完一遍时，停留一会儿，然后慢慢地转身，去觉知和欣赏身体改变方向时的复杂运动模式，然后继续散步。

9. 以这种方式来回走，要尽量去觉知脚和腿上的躯体感觉，并且去觉知脚和地面接触的感觉。要保持你的目光轻柔地看着前方。

10. 当你注意到你的内心从对散步的感受中游移出去时，轻轻地将注意力收回到对脚和腿和感觉上，并将它们作为与此时此刻连接的锚定点，就像你在正念呼吸练习中那样。如果你发现你的心理游移了，可以先站立一会儿，然后在继续你的散步之前将注意力聚焦起来。

11. 继续散步 10~15 分钟，或者如果你想的话，也可以更长时间。

12. 在刚开始练习的时候，散步要比平时慢一些，给你自己更好的机会来完全感知和体验散步的感觉。当你感到带着觉知缓慢地散步很舒服，你就可以开始尝试性地稍微加快一点儿速度，直到超过平时散步的速度。如果你感到很烦躁，在开始散步的时候快一点儿是有帮助的，然后再减慢到正常速度。

13. 尽可能多地进行这种散步，并将你在散步冥想中培养的觉知运用到你每天正常的散步体验中去。

将正念融入日常活动

1. 当你清早醒来，起床之前，请先将注意力集中在你的呼吸上。练习 5 次正念呼吸。

2. 注意你身体姿势的变化。觉知当你从躺下，到坐起，到站立，再到行走时，你的身体和心理感觉如何。注意你从一种姿势换到另一种姿势时的感觉。

3. 当你听到电话铃声、小鸟歌唱、火车经过、笑声、汽车鸣笛声、风声、关门声的时候，请使用任何一种声音作为正念的钟声。认真去听，觉知此时此刻。

4. 每天花几分钟时间将你的注意力集中到呼吸上。练习 5 次正念呼吸。

5. 当你在吃东西或者喝东西时，请花 1 分钟的时间进行正念呼吸。看着你的食物并且想到它是有助于自己健康的营养。你能在自己的食物中想象到阳光、雨水、土地、农民以及卡车吗？当你进食的时候，请注意你是为了身体健康才消耗这些食物。集中注意力，看着你的食物，闻一下你的食物，品尝你的食物，咀嚼你的食物，并且咽下你的食物。

6. 当你走路或者站立的时候，注意你的身体。拿出片刻的时间来注意自己的姿势，觉知你的腿与地面的接触，感觉一下行走时接触到你脸上、腿上和胳膊上的空气。你在奔跑吗？

7. 集中注意力去听和说，你可以不带有任何意见、喜好，不要想着接下来该说些什么。当你说话时，你可以只说你需要说的话，而不必太在意别人的评价。你能注意到你当时的身体和心理感觉是怎么样的吗？

8. 当你排队等候时，利用这个时间去注意一下自己的站姿和呼吸，感觉一下双脚与地板之间的接触，以及你的身体的感受。注意腹部呼吸时的一起一落。你能感觉到自己的不耐烦吗？

9. 每天要注意你躯体有紧绷感的时刻。看看你是否可以深入地呼吸，并且呼气时释放紧张感。在你身体内的任何地方是否都会存在紧张和压力感？如你的脖子、肩膀、胃、下巴或者后背，等等。如果可能，请每天做 1 次伸展运动或者瑜伽。

10. 请注意你的日常活动，如刷牙、洗衣服、梳头发、穿鞋等。请用正念觉知每一项活动。

11. 在每天晚上睡觉之前，花一些时间将注意力集中在呼吸上，进行 5 次正念呼吸。

凡是过往，皆为序章

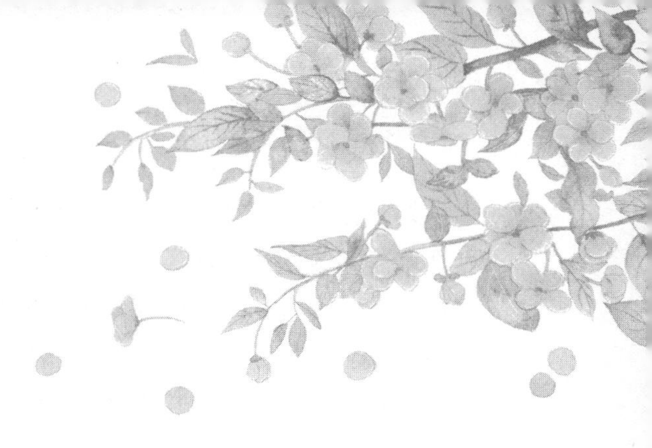

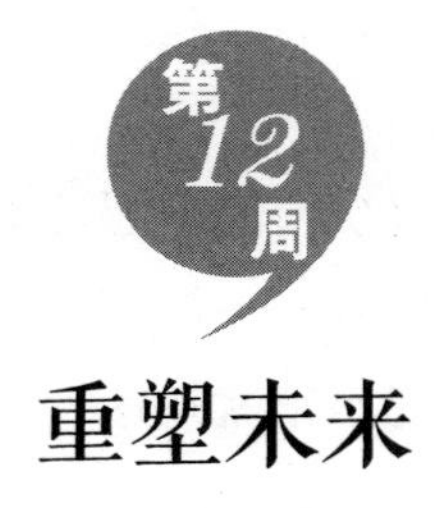

重塑未来

在未来的日子里，继续保持好习惯，保持健康。

如果你真的下定决心要走出抑郁，并为此做了很多努力，现在就是你收获的时候了。在这之前，你一直专注的是过去，现在开始，请直面那些让你陷入困境的毒性情绪和思维模式；承认过去犯下的错误，原谅那些在某些方面让你失望的人；通过审视你自己的选择，澄清它们是如何影响了你的生活。

你对现在也有了很多思考。你考虑了诸如当前的成瘾问题、睡眠习惯、饮食情况，以及主导你日常生活的无益行为模式等因素。我们一起探索了多种适合你的治疗方法，以帮助你摆脱抑郁。

起初当你拿起这本书，翻开第一页的时候，未来可能就像一个黑洞——没有光明，没有希望，没有明确的起点与终点。抑郁症本来就是这样。任何想要突破当前黑暗取得立竿见影效果的尝试，都是遥不可及的。所以，你得停下来，认可当前的状态，从小事和小改变做起。现在，康复已经触手可及，你又有了动力，是时候重新审视一下这个问题了。

当你不再“得过且过”，可以大胆地把目标定得更高一些。你肯定和大多数人一样感到困惑，接下来该怎么做？本章用一系列切实可行的步骤来回答这个问题，你现在就可以做，这将为你创造一个更美好的明天。

没有什么比知道自己可以选择如何度过未来的生活更令人兴奋的了。确实，生活中有很多不可预见的挑战，但是对你的生活影响最大的，是你自己！

阳光照进现实

1. 要想战胜抑郁症就必须振作起来，重新点燃对未来的希望。你和抑郁症斗争了这么久，这么辛苦，你获得了自由——不只是摆脱了抑郁症，而是获得了动力、得到了成长，冒了很多险，认识了新朋友，学到了新东西，有了热爱生活的勇气与希望。换句话说，你和所有人一样，有能力过上自己想要的生活。

你的自身情况：数月甚至数年以来，你一直忙于应对抑郁症带来的各种挑战，你是否已经忘记了自己憧憬的未来是什么样子？你如何重新规划你的未来？如何重新制定未来几年的计划？

2. 重新激活你的想象力，增强对未来生活的信心。抑郁症剥夺了你的想象力，让你想到的都是平淡、黑暗和凄凉，看到的都是困难。视觉是创造的先导，要想创造一个更光明的未来，就要从想象开始——在生动形象的细节中，想象出你未来的样子。

你的自身情况：你是否觉得抑郁症夺走了你想象力中有趣、积极的一面？怎样才能重新激发你的想象力？展望一下充满各种可能的丰富多彩的未来吧。

3. 对美好未来的憧憬，你需要重新确立人生目标。这个目标可能是把孩子顺利地养大，去做义工帮助老年人，为他人分享你的音乐才能，保护地球环境，也许你还可以列出很多很多。不过只有你自己才知道哪个是最重要的。

你的自身情况：你现在对生活有明确的目标吗？如果没有，以前曾经有过吗？这个目标是什么？不要现在就急着给出答案，记下一些可能激发和激励你人生目标的想法。

做个小测试

光明的未来属于那些能从过去的选择和失望中走出来的人。下面的问题将帮助你看清前进道路上的障碍，并看到你自己清除这些障碍并继续前进的能力。

1. 年轻时喜欢做的事情：

（1）

（2）

（3）

2. 我不再做这些事情的原因：

（1）

（2）

（3）

3. 如果没有金钱、时间、他人认同等问题，现在能让我感到快乐的事情：

（1）

（2）

（3）

4. 我活在这世上的可能原因（比如实现某种理想抱负，或寻找生命的意义，或某人需要我，等等）：

（1）

（2）

（3）

5. 我不再追求梦想和目标的借口：

（1）

（2）

（3）

6. 我担心勇敢追求梦想所付出的代价：

（1）

（2）

（3）

7. 我藏在心底的希望是得到什么：

（1）

（2）

（3）

8. 为了实现我的梦想，今天我可以做的行动步骤：

（1）

（2）

（3）

9. 不做生活的旁观者，要积极参与到自己的人生中。在接下来的一年（或者五年、十年、二十年）里，我能做的事情：

（1）

（2）

（3）

10. 如果有人（包括我自己）说我不能实现这些目标或梦想，我的回答是：

（1）

（2）

（3）

换个角度看世界

1. 你梦想中的生活是什么样的？你的人生目标是什么？这些年来你的梦想和人生目标有变化吗？哪些经历影响了你的生活方向？抑郁症是否改变了你对未来的看法？写下你内心的真实想法。

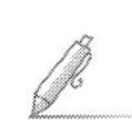

2. 写出你期望达到的状态。你想养成什么习惯？如果目前的各种问题都得到妥善解决，你想追求的梦想和人生方向是什么？

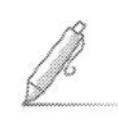

我将何去何从

1. 你认为抑郁症对你的未来会产生什么影响？当你的健康状况得到好转，你对未来的生活是否更有期待？

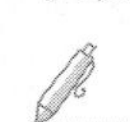

2. 很多人认为，我们可以轻松地得到快乐，但我们必须先选择快乐，并有意识地去体验快乐。在本周，你如何将快乐带入你的生活中？写出具体的想法。

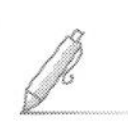

3. 在本周的“阳光照进现实”部分，当读到“你和抑郁症斗争了这么久，这么辛苦，你获得了自由——不只是摆脱了抑郁症，而是获得了动力、得到了成长，冒了很多险，认识了新朋友，学到了新东西，有了热爱生活的勇气与希望”的时候，你有何感想？说说你为什么会有这样的感想。

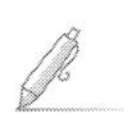

4. 很可能是抑郁症夺走了你的欲望，现在要把它们收回来。重新找回你的欲望，其实就是记住你所喜爱的。当你还是孩子的时候，没有人会阻止你做自己喜欢的事情，可能是画画、滑冰、下棋，或者做手工。请写出你小时候喜欢的一些活动。这么多年过去了，现在可以再做一做这些事情，找回童心会让你成为更快乐的成年人。

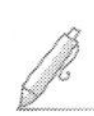

5. 每个人都会经历磨难，如果我们能挺过来，这些磨难最终会让我们变得更强大。你不必因为自己患抑郁症而感到痛惜，而应该充满希望，因为你已经从磨难中挺了过来，并且让你变得比以往任何时候都更强大和勇敢。你从抑郁症中学到了什么？它在哪些方面使你变得更坚强？请写下来。

行动起来

现在是开始行动的时候了。前面我们已经探讨了许多促使你思考和行动的话题。现在，让我们把这些想法付诸行动。

1. 奇怪的是，很多人难以完成“我想要……”这种自我的需求。不知何故，随着我们慢慢长大，大多数人把自己想得到的东西放在了不那么重要的位置。但欲望是成就的动力，为了测试你是否与你自己的欲望失去了联系，在下面空白处写几个以“我想要……”开头的句子，唯一的规则是你写的想要的内容不能是给别人的。每个句子都必须反映出你的真实想法。

2. 找到人生目标的秘诀是重新审视你生活中喜欢做的事情。很有可能，你现在想做的事情，是你以前一直想做的，但在成长过程中把它忽略了。或者，它可能是你仍然不敢写在清单上的需求，或许会让你感到有压力。放下顾虑，现在写下一些你曾经充满激情且现在也喜欢的事情。

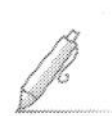

3. 找个愿意和你一起参加新活动的朋友，比如，一起上艺术课、培养新爱好或者做其他有趣又有挑战性的事情。写出那些你可以邀请的人，并列出你们可以一起做的活动。

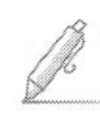

4. 以下工作由你来做。为了促进康复，本周你打算从哪些方面做一些小改变?

（1）比如，找一面镜子，仔细观察下自己的笑容，并感受自己身体和心理的变化。详细描绘整个过程。

（2）或者收集搞笑小视频和笑话。列出你以前心情不好的时候让自己能开心起来的小方法。

歇一下，再出发

很多接受治疗的抑郁症患者，通常觉得生活没有意义，没有成就感，常常感到失望。尽管这些人通常努力做好工作，但他们总有一种不安的感觉，觉得自己错过了什么。事实上，很多人都想要弄明白“我来这个世上到底是为了什么？”他们想在生活中做一些有意义的事情，却又寻找不到。当然，抑郁症会缩小我们的视野，削弱我们的自尊，让我们感觉更难以达到目标。

为什么冥想、反省和写日记会如此有用？因为它给你的生活留出探索、思考的空间，这样你才能够确切地知道自己的人生目标。当你屏蔽了周围所有吸引你的声音，你就能聆听自己内心的声音；当你非常清楚地知道了自己身上和周围发生了什么，你活着的意义就会变得非常清晰；当你发现生命所赐予你的特殊使命时，生活的希望就会重新燃起，抑郁和沮丧就会逐渐消退，你也会变得更积极。

跟随慧语的指引

我命在我不在天，但愚人不能知，此道为生命之要。所以致百病风邪者，皆由恣意极情，不知自惜，故虚损生也。

——陶弘景《养性延命录》

世人以病为苦，而先德云："病者众生之良药。"夫药与病反，奈何以病为药？盖有形之身，不能无病，此理势所必然。而无病之时，嬉怡放逸，谁觉之者？唯病苦逼身，始知四大非实，人命无常，则悔悟之一机，而修进之一助也。

——莲池大师《竹窗随笔》

胸怀欢畅，则长寿可期；若忧虑过多，则使人易老。常人之情，苦则悲，乐则笑，悲哀最足伤人，而欢笑最能益人。欢笑能补脑髓，活筋络，舒血气，消食滞，胜于服食药饵。每日须得片刻闲暇，逢场作戏。口资笑乐，而益身体。

——丁福保《丁福保家训》

心静则神悦，神悦即福生……故心静可以固元气，万病不生，百岁可活，若一念挠浑，则神驰于外，气散于内，荣卫昏乱，百病相攻，寿元自损。

——高濂《遵生八笺》

停止指出问题，而是找出解决问题的办法。停止重复过去，要开始创造未来。不要待在舒适区，要勇于冒险。扩大你的视野，积累经验，好好享受旅程。对于你所取得的任何成就，都尽情地庆祝吧，不管是出于什么理由。将今天当成你生命中的第一天和最后一天那样生活。

——马克·巴特森（Mark Batterson）

记录你的旅程

本周你做了一些新的尝试，向前迈进，改掉旧习惯，养成新习惯。

这一页是用来写“旅行”日记的。你探索出了哪些有效的方法呢？把你的冒险记录写在这里吧。利用这页空白，提问、列清单、涂鸦，记录你的进步和对你影响重大的事件。

这12周的自我疗愈之旅到此就告一段落了，但这不是结束，而是新的开始。继续坚持这段时间养成的好习惯，把握当下时刻，放眼于未来的美好生活。幸福，并非遥不可及，幸福就在眼前。加油！

再 多 一 些

让自己快乐起来

※ 积极乐观地看待所有事情：在日常生活中，如果你能经常看到人生积极的一面，你就会获得更多的快乐和幸福。如果你总是往坏的方面想，或者只是想最糟糕的结果，这对你并不好。接下来，尝试用积极的思维去考虑问题。如果你身边的朋友、同事或者家庭成员充满负能量，他们只会抱怨或者只把事情往糟糕的方面想，那么你也一定会被消耗，或者被影响。切记与这些人保持距离，因为负面思想真的会导致无穷尽的压力和焦虑。“半瓶水满”和“半瓶水空”是两种不同的思维，一种对已经拥有的充满感激，另外一种对失去的心怀芥蒂。生活中许多看似很坏的事，其实还不至于糟糕透顶，只要你用心去发现，总能找到积极的一面。试着改变思维，从负面的事件中看到可以学习和成长的契机，不去抱怨，而是找到解决方法。

※ 平平淡淡才是真：日常生活中每天做的常规性事件也会带来意义感，如晨起洗漱、每天的咖啡时间和跑步时间，或者夫妻每周的约会。这些平凡小事可能是我们实现长期、重要目标的主要途径，会让我们获得目标感。同时，它有助于我们遵守社会规则或增强人际关系。从这个角度来说，要活得丰富多彩并不难，不需要做轰轰烈烈、惊天动地的大事，只要关注当下，认真完成那些平凡的小事，感受做事的过程，就会发现其实生活中到处都是美好。

※ 多接触大自然：户外活动对我们的身心健康尤为重要。

心理学研究表明，比起经常接触自然环境的人来说，那些很少去公园或绿地的人发生心理问题的概率更高。一点也不奇怪，大自然对人的情绪会产生有益影响，接触大自然能够减少身体的压力激素。斯坦福的一项研究表明，在散步时间相同的情况下，与在城市街道散步相比，野外林间草地散步更能减轻焦虑和冗思，并改善人的记忆水平。自然环境中的新鲜空气、蝶舞花香、小溪的潺潺流水声、微风中树叶的摇曳声、鸟儿的啼叫声……它们本身就具有疗愈功能，能让我们的内心逐渐平静。赤脚踩在泥土上，呼吸着富含负氧离子的空气，可以消除体内过多的自由基。这时只需用心去感受就够了，放下那些烦恼的事，不用去思考，心情自然会开朗起来。

※ 慢下来，进行正念练习：选择一项日常活动，用平时一半的速度来进行这项活动。当我们放慢速度，我们便会自动地关注自己在活动时的状态。“慢下来”能让我们回到“初学者的思维”，就像一个婴儿第一次自己吃东西那样，他每时每刻的感官体验都是新鲜而专注的。正念要求我们尽可能专注于当下，同时保持开放的心态，对当下的体验采取一种好奇、开放、接纳的态度。这样的练习会使人专注自己的内心，不被情绪影响，让人拥有更平静、愉悦的内心感受。下面是两个例子。

慢速洗澡练习。慢动作抬脚进入浴室，慢慢打开水龙头，感受水流的温度变化以及流经皮肤的触感。挤压瓶子，体会洗发水的冰凉，然后慢慢将它按揉在头发上……

慢速穿衣练习。慢慢打开抽屉，像是第一次看见抽屉里的东西一样，有意识地选一双今天要穿的袜子。拿起第一只袜子，慢慢套上左脚，感受袜子的质感以及布料与皮肤的摩擦……

※ 减少不合理信念：不合理信念是指对自己、对他人、对周围环境及事物缺乏客观根据，不符合实际的苛求。面对现实情境或刺激，不合理的看法或信念会引发焦虑、抑郁、罪恶感、无价值感等，导致情绪困扰。不合理信念越多的个体，他们对自己的认识、评价越低，处理情绪的能力差，不善于调整自己的愤怒情绪。他们要么容易对自己或他人发怒，把愤怒的感受向他人或外界表达出去；要么就把愤怒感受憋在心里不表达。认知的偏差、较低的情绪处理能力还会影响他们的交往能力和人际关系。过去的事情已经过去，没必要一直被往事牵着走。放别人一马，退一步海阔天空，也是给自己一条生路。总有一天，曾经的不愉快会慢慢淡忘，我们的内心也将变得充实富足。

练习笑口常开

微笑是治疗抑郁症最廉价的灵丹妙药。只要是发自内心的笑，无论是抿嘴浅笑、露齿微笑还是开怀大笑，只要不是冷笑、讥笑或苦笑，都可以带来情绪上的愉悦，促进身心健康。

现在，找面镜子，对着镜子里的自己笑一笑。你内心是否感到轻松一点？然后，皱着眉头，摆出一副不高兴的样子，这时你有没有觉得情绪开始变得低落？你再试试大声地笑，是不是感觉内心舒畅了许多，身体也变得更有精神更有活力了？你可以做个对比，瞪着眼咬着牙，扮出很生气的样子，此时感受身体的变化、情绪的变化，你有没有觉得心跳加快，呼吸开始变得急促起来？然后，读个笑话，听听相声，放声大笑，你有没有感受到脸部肌肉、腹部肌肉都被拉动了？大笑之后，有没有觉得身体轻松了许多，变得神清气爽了？

我国有句俗话“笑一笑，十年少；笑一笑，百病消”。其实，每次微笑都会牵动 17 条肌肉，排出大量浊气，同时反射性地吸入更多的空气，从而增强心肺功能，提高大脑供氧量。现代研究表明，微笑可以激发大脑分泌内啡肽，这是一种让人感觉愉悦和快乐的激素，从而改善人的情绪状态。微笑可以有效抑制皮质醇和肾上腺激素的分泌，从而减少机体对消极情绪的感受。皮质醇的作用是让我们保持冷静和克制，调动机体能量应对紧张状态，做好“战斗或逃跑”的准备。如果皮质醇长期过高，人体就极易疲劳、精力减退，甚至可能引发糖尿病等疾病。

另外，精神神经免疫学的研究表明，人体的每个细胞都有感知和反映情绪的能力。如果我们保持身心愉悦，经常微笑，细胞就会充满活力，有助于提升免疫力。甚至在心情不好的时候，强迫自己做出微笑的动作，也可以改善心情。在国外，有些机构会定期去医院表演喜剧，让病房充满笑声，这不仅可以调节患者的心情，还有助于患者早日康复。

微笑可以给人带来好运气。人生来就有趋利避害的本能，喜欢待在安全的环境里。面带微笑的人，给人积极友善、如沐春风的感觉，让周围的人对未来充满希望，给人克服困难的信心。而消极悲观的人，总是垂头丧气、耷拉着脸，让人内心不舒服，本能地想要逃离。时常笑容满面，人们会更乐意与之相处，更乐意提供帮助。

过得开心是一天，过得苦闷也是一天，何必让自己整天愁眉苦脸呢？时常给自己一个微笑吧。在微笑的时候，我们看到的世界更美，别人看到的我们也更美。

寻找或创造意义

人生的意义是什么？人之所以区别于动物，一个重要方面就是人会思考自己活着的意义，做自己认为有意义的事，而动物所有行为的意义只是为了满足生存需求和逃避痛苦。我们经常会这样问自己：我们为了什么而活？生命的意义是什么？心理学家萨曼莎·海因策尔曼（Samantha Heintzelman）和劳拉·金（Laura King）指出，人生的意义有三个方面：第一，有意义的生活是有目标的；第二，这个目标对个体而言是重要的，并且是有意义的。第三，有意义的生活是规律的、可预测的，会产生固定且可信赖的人际联结，让人享受其中。他们研究发现，工作、学习、家庭常常是人们生活意义的来源。以下这几点建议，可以帮助你寻找或创造生活的意义。

1. 设定生活目标

设定的目标要符合 SMART 原则，即目标要具有：明确性（Specific）、可衡量性（Measurable）、可实现性（Attainable）、相关性（Relevant）和时间性（Time-bound）。

明确性（Specific）。例如，不要只是抽象地说“睡觉前少看手机”或“坚持运动”，而是要明确、具体地说“睡觉前1小时不玩手机”或“每天坚持运动 15 分钟”。这样才有助于带来清晰的方向，使决策和行动更有针对性。

可衡量性（Measurable）。所有的目标都应该能够量化和测量，这样可以衡量目标的实现程度。例如，“睡觉前 1 小时不玩手机”或“每天坚持运动 15 分钟”，“1 小时”或“15 分钟”这些指标可以帮助我们了解目标的达成情况。

可实现性（Attainable）。目标应该具有可行性和可实现性。

如果一个目标过于宏大（难以实现或超出了现有条件），那它就可能不太实际，需要进行调整，或拆分为更小的子目标。比如“每天坚持运动 15 分钟”，而不是“每天坚持运动 2 小时”。

相关性（Relevant）。所设定的目标应该与“让人生更幸福”相关，能够促进身心健康，能够提升价值感与幸福感。比如“少在外就餐，少吃油炸食品”“保持积极乐观，多微笑”或“亲近自然，多晒太阳，多接地气”。

时间性（Time-bound）。所设定的目标应该有较为明确的时限。我们可以设定短期、中期和长期目标，并规定每个目标的实现时间，这样可以帮助我们合理安排时间和资源，激发积极性并保持目标的推进力。比如“接下来这 3 个月，每天坚持运动 15 分钟”。

2. 先做重要之事

做正确的事，并把事情做好。在生活中的各种事务，都可以分为以下四类（表 14）。

表 14　日常事务的四种类型

	紧急	不紧急
重要	Ⅰ类事务 危险 / 危机 遭遇的迫切问题 在限定时间必须完成的事务	Ⅱ类事务 预防性措施 建立人际关系 寻找新的发展机会 制定计划或休闲安排
不重要	Ⅲ类事务 接待某些来客、某些电话 处理某些信件 参加某些会议、报告 迫切想要解决的一般事务	Ⅳ类事务 日常的琐碎杂事 某些信件、电话 消磨时光的活动 娱乐活动，找乐子

紧急之事通常都显而易见，拖延不得。重要性与目标有关，凡有价值、有利于目标实现的就是要事。行动是实现生命价值和意义的最好方式，立即开始行动，要事第一。我们要尽量避免陷入第Ⅲ和第Ⅳ类事务，因为不论是否紧急，这些事务都是不重要的。因此，我们应该把更多时间花在第Ⅱ类事务，以减少第Ⅰ类事务的数量。第Ⅱ类事务包括建立人际关系、规划长期目标、防患于未然等；我们都知道这些事务很重要，但因其尚未迫在眉睫，反而对它们不够重视。

3. 享受实现目标的过程

放慢节奏，花点时间感受每一个生命瞬间，享受实现目标的过程，这是让我们最终获得整个生命深层意义的重要一步。专注于当下时刻，用心做好眼前的事情，不要刻意强求或过于用力，让一切顺其自然地发生。当我们不再抱持强烈的愿望和意图过度关注结果，而是心无杂念地享受过程本身的时候，很多艰难的任务和看似难以跨越的困境，也会在悄然不觉中得到解决。尼采曾说：“如果一个人知道自己为什么而活，那他就能忍受任何一种生活。”有时候，人为了实现有意义的目标，即使经历再多苦难，也能顽强地忍受，因为苦难本身就有意义。古希腊神话中的西西弗斯，一次次地把巨石推向山头，周而复始，劳苦不已，但也坚持不懈。维克多·弗兰克尔保持着对生命的强烈渴望，经受住了集中营里的残酷折磨，活下来后创立了意义疗法。

4. 乐善好施，帮助他人

爱是人类努力奋斗的终极目标，人类只有通过爱与被爱才能得到拯救。每个人都有被需要的心理需求。被需要，说明自己活得有价值，做的事情有意义。帮助他人是一种积极的社会行为，可以传递人的友善，可以让社会更温暖。在帮助他人（尤其是雪中送炭）的过程中，我们感到快乐、满足和有意义；也可以让我更加感恩和谦卑，因为我们意识到自己的幸运和不足，并尊重和欣赏别人的需要和贡献。因此，对于身边有需要帮助的人，适时地伸出援手，或倾听他们的烦恼，给一些适当的建议，表达你的关心与支持。你也可以去养老院、基层社区等机构当志愿者或义工，做一些力所能及的对社会有价值的工作。

5. 多阅读，并记录生活

人只能活一回。虽然人生有多种可能，但我们只能选择其中一种过法。通过阅读，不仅可以开阔我们的视野，还可以跟着“过一遍”别人精彩多样的人生，从而引发我们对人生的很多思考。这些思考，本身就是对人生意义的探寻。在这个过程中，我们可以把自己的思考和想法写下来。通过写作，可以理顺头脑中混乱的思绪，而不是陷入思维反刍无法自拔。把自己的内心想法通过笔尖写出来，可以让压抑的情绪情感得到表达，让心理问题得到一定的修通，这个过程也是一种治愈。写作是一个意义创造的过程，是对自己人生的反思，是对自己灵魂的拷问；通过写作来探寻人生的意义，可以使自己不断蜕变，不断自我超越。

6. 培养适合自己的业余爱好

生命本身就具有意义，不会因为一个人的快乐、幸福而改变。生命的意义，在于行动之中。不要怀疑命运，一切都是最好的安排。我们要做的就是让每一天变得充实、有价值。找到适合自己的业余爱好，可以帮助我们放松身心、减轻压力并充实自己的生活，而且拥有自己的爱好，丰富的内心，再普通的日子也能过出妙趣横生、锦上添花般的诗意。比如武术、游泳、徒步、旅游、摄影、露营垂钓、音乐舞蹈、书画创作、棋牌游戏、宠物饲养、花草种植、茶道花道等活动，有的不仅可以强健身体，增长知识，还能磨炼意志，舒达情绪；有的不仅可以训练思维，启迪智慧，还能陶怡情操，提高人际交往能力；有的不仅可以消除孤独烦闷，还能结识志趣相投的伙伴。

我们活在这个世上，不能只是为了活着，也不能只局限于物质上的满足，还要明白自己“为了什么而活”。在这个“空心时代”，人们在压力面前焦虑不已，在冲突面前茫然失措，在尔虞我诈中无休止地追名逐利……这些都是意义感缺失所致。看不到生命的意义，这是一件比死亡更可怕的事。每个人、每件事甚至每种情绪，都有其存在的意义。意义可以唤醒我们的责任感、方向感和生命活力，从而使我们活出自在而欢喜的人生。从事自己喜爱的工作，实现人生价值；学会爱自己，爱身边的人；身处绝境时，也要超越自我，做出改变——这便是找到了生命的意义。正如此刻的你，通过阅读本书，践行书中建议的一系列小行动，唤起内在的自愈能量，走出抑郁的阴霾，这便是活着的意义。加油！相信自己！

附 录

附录 1　抑郁症的临床表现及诊断流程

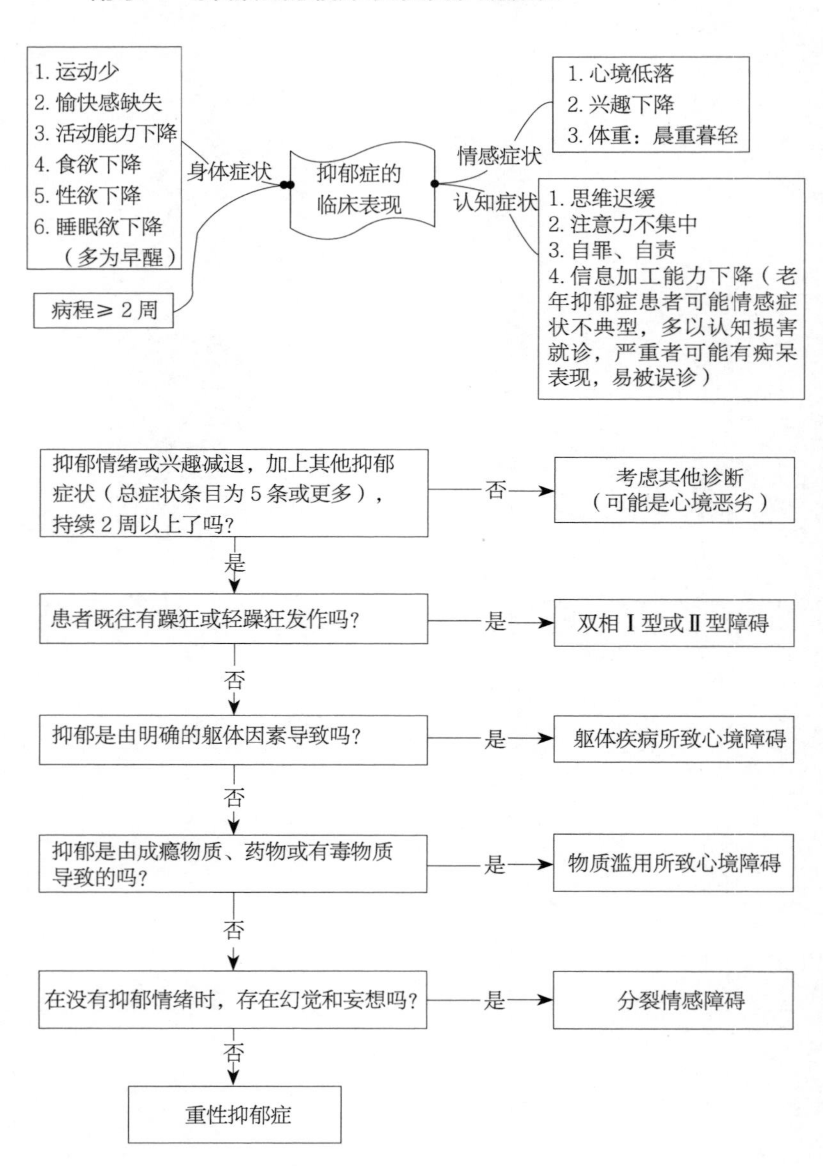

附录 2　抑郁症状自评量表（PHQ-9）

在过去的两周里，以下情形出现的频率有多少？请选择符合你情况的选项。

抑郁症状自评量表

编号	项目	完全没有	有几天	一半以上天数	几乎每天
1	做什么事都提不起劲，或觉得没有兴趣	0	1	2	3
2	感到心情低落、沮丧或绝望	0	1	2	3
3	入睡困难，睡不安稳，或睡得过多	0	1	2	3
4	感觉疲倦或精力不足	0	1	2	3
5	胃口不好，或吃太多	0	1	2	3
6	感觉自己很糟，或觉得自己很失败，或觉得自己让自己或家人失望	0	1	2	3
7	精力无法集中，例如读报纸、看电视时	0	1	2	3
8	动作或言语迟缓，或正好相反——烦躁或坐立不安、不停地走动	0	1	2	3
9	感觉死了会更好，或有想伤害自己的念头	0	1	2	3

计分规则

1. 计算总分

0~4 分　没有抑郁 （注意自我保重）。

5~9 分　可能有轻微抑郁（建议咨询心理医生或心理医学工作者，定期复测 PHQ-9，随访观察）。

10~14 分　可能有中度抑郁（最好咨询心理医生或心理医学工作者，制定治疗计划，考虑心理咨询、心理治疗，随访观察，必要时药物治疗）。

15~19 分　可能有中重度抑郁（最好咨询心理医生或精神科医生，积极药物治疗和 / 或心理治疗）。

20~27 分　可能有重度抑郁（一定要看心理医生或精神科医生，立即开始药物治疗，并联合心理治疗和 / 或综合治疗）。

2. 核心项目分

项目 1、4、9，任何一题得分 >1（即选择 2、3），都需要引起关注。

项目 1、4，代表抑郁的核心症状。

项目 9，代表有自伤意念。

附录 3　记录你的抑郁症状改善轨迹

时间	第1周	第2周	第3周	第4周	第5周	第6周	第7周	第8周	第9周	第10周	第11周	第12周
PHQ-9得分												
体重												
BMI 值												

注：$BMI=\frac{体重(kg)}{身高(m)\times 身高(m)}$，若 $18.5 \leqslant BMI<24.0$ 为体重正常，$BMI<18.5$ 为体重过低，$24.0 \leqslant BMI<28.0$ 为肥胖，$BMI \geqslant 28.0$ 为超重。

根据每周末的 PHQ-9 得分，将其绘制在下面的坐标图上。你在进行自我疗愈的过程中，可以据此了解自己症状的改善情况。

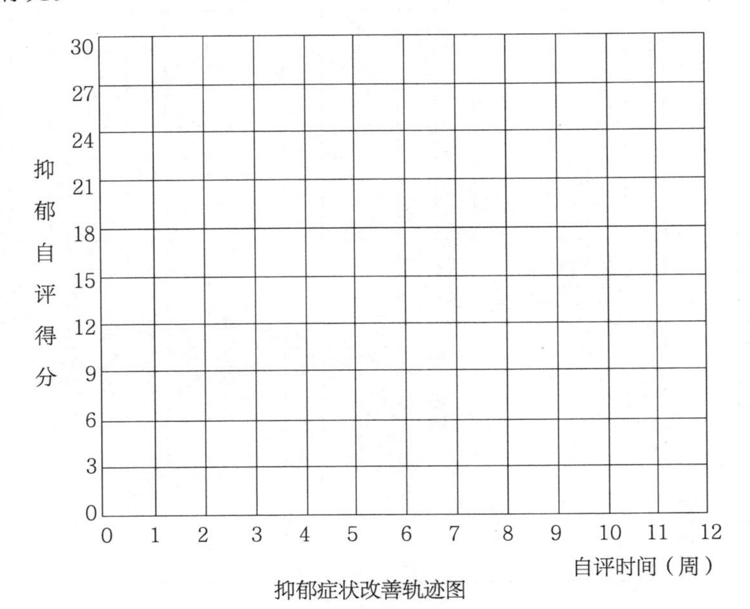

抑郁症状改善轨迹图

附录4 生活情况记录表

第1周

星期 / 日期			周一	周二	周三	周四	周五	周六	周日
饮食情况	早餐	就餐时间							
		所吃食物							
	午餐	就餐时间							
		所吃食物							
	晚餐	就餐时间							
		所吃食物							
	全天饮水量								
排便情况	形状								
	颜色								
	排便量								
	排便次数								
睡眠情况	上床时间								
	醒来时间								
	睡眠时长								
	夜间醒来次数								
简单备注									
说明：香蕉状（○），硬邦邦状（△），糖稀状（∝），腹泻（≈），便秘（×）									

第 2 周

星期 / 日期			周一	周二	周三	周四	周五	周六	周日
饮食情况	早餐	就餐时间							
		所吃食物							
	午餐	就餐时间							
		所吃食物							
	晚餐	就餐时间							
		所吃食物							
	全天饮水量								
排便情况	形状								
	颜色								
	排便量								
	排便次数								
睡眠情况	上床时间								
	醒来时间								
	睡眠时长								
	夜间醒来次数								
简单备注									
说明：香蕉状（○），硬邦邦状（△），糖稀状（∝），腹泻（≈），便秘（×）									

第3周

星期 / 日期			周一	周二	周三	周四	周五	周六	周日
饮食情况	早餐	就餐时间							
		所吃食物							
	午餐	就餐时间							
		所吃食物							
	晚餐	就餐时间							
		所吃食物							
	全天饮水量								
排便情况	形状								
	颜色								
	排便量								
	排便次数								
睡眠情况	上床时间								
	醒来时间								
	睡眠时长								
	夜间醒来次数								
简单备注									
说明：香蕉状（○），硬邦邦状（△），糖稀状（∝），腹泻（≈），便秘（×）									

第4周

星期 / 日期			周一	周二	周三	周四	周五	周六	周日
饮食情况	早餐	就餐时间							
		所吃食物							
	午餐	就餐时间							
		所吃食物							
	晚餐	就餐时间							
		所吃食物							
	全天饮水量								
排便情况	形状								
	颜色								
	排便量								
	排便次数								
睡眠情况	上床时间								
	醒来时间								
	睡眠时长								
	夜间醒来次数								
简单备注									
说明：香蕉状（○），硬邦邦状（△），糖稀状（∝），腹泻（≈），便秘（×）									

第5周

星期 / 日期			周一	周二	周三	周四	周五	周六	周日
饮食情况	早餐	就餐时间							
		所吃食物							
	午餐	就餐时间							
		所吃食物							
	晚餐	就餐时间							
		所吃食物							
	全天饮水量								
排便情况	形状								
	颜色								
	排便量								
	排便次数								
睡眠情况	上床时间								
	醒来时间								
	睡眠时长								
	夜间醒来次数								
简单备注									
说明：香蕉状（○），硬邦邦状（△），糖稀状（∝），腹泻（≈），便秘（×）									

第 6 周

星期 / 日期			周一	周二	周三	周四	周五	周六	周日
饮食情况	早餐	就餐时间							
		所吃食物							
	午餐	就餐时间							
		所吃食物							
	晚餐	就餐时间							
		所吃食物							
	全天饮水量								
排便情况	形状								
	颜色								
	排便量								
	排便次数								
睡眠情况	上床时间								
	醒来时间								
	睡眠时长								
	夜间醒来次数								
简单备注									
说明：香蕉状（○），硬邦邦状（△），糖稀状（∝），腹泻（≈），便秘（×）									

第 7 周

星期 / 日期			周一	周二	周三	周四	周五	周六	周日
饮食情况	早餐	就餐时间							
		所吃食物							
	午餐	就餐时间							
		所吃食物							
	晚餐	就餐时间							
		所吃食物							
	全天饮水量								
排便情况	形状								
	颜色								
	排便量								
	排便次数								
睡眠情况	上床时间								
	醒来时间								
	睡眠时长								
	夜间醒来次数								
简单备注									
说明：香蕉状（○），硬邦邦状（△），糖稀状（∝），腹泻（≈），便秘（×）									

第8周

星期 / 日期			周一	周二	周三	周四	周五	周六	周日
饮食情况	早餐	就餐时间							
		所吃食物							
	午餐	就餐时间							
		所吃食物							
	晚餐	就餐时间							
		所吃食物							
	全天饮水量								
排便情况	形状								
	颜色								
	排便量								
	排便次数								
睡眠情况	上床时间								
	醒来时间								
	睡眠时长								
	夜间醒来次数								
简单备注									
说明：香蕉状（○），硬邦邦状（△），糖稀状（∝），腹泻（≈），便秘（×）									

第9周

星期 / 日期			周一	周二	周三	周四	周五	周六	周日
饮食情况	早餐	就餐时间							
		所吃食物							
	午餐	就餐时间							
		所吃食物							
	晚餐	就餐时间							
		所吃食物							
	全天饮水量								
排便情况	形状								
	颜色								
	排便量								
	排便次数								
睡眠情况	上床时间								
	醒来时间								
	睡眠时长								
	夜间醒来次数								
简单备注									
说明：香蕉状（○），硬邦邦状（△），糖稀状（∝），腹泻（≈），便秘（×）									

第10周

星期 / 日期			周一	周二	周三	周四	周五	周六	周日
饮食情况	早餐	就餐时间							
		所吃食物							
	午餐	就餐时间							
		所吃食物							
	晚餐	就餐时间							
		所吃食物							
	全天饮水量								
排便情况	形状								
	颜色								
	排便量								
	排便次数								
睡眠情况	上床时间								
	醒来时间								
	睡眠时长								
	夜间醒来次数								
简单备注									
说明：香蕉状（○），硬邦邦状（△），糖稀状（∝），腹泻（≈），便秘（×）									

第11周

星期 / 日期			周一	周二	周三	周四	周五	周六	周日
饮食情况	早餐	就餐时间							
		所吃食物							
	午餐	就餐时间							
		所吃食物							
	晚餐	就餐时间							
		所吃食物							
	全天饮水量								
排便情况	形状								
	颜色								
	排便量								
	排便次数								
睡眠情况	上床时间								
	醒来时间								
	睡眠时长								
	夜间醒来次数								
简单备注									
说明：香蕉状（○），硬邦邦状（△），糖稀状（∝），腹泻（≈），便秘（×）									

第12周

星期 / 日期			周一	周二	周三	周四	周五	周六	周日
饮食情况	早餐	就餐时间							
		所吃食物							
	午餐	就餐时间							
		所吃食物							
	晚餐	就餐时间							
		所吃食物							
	全天饮水量								
排便情况	形状								
	颜色								
	排便量								
	排便次数								
睡眠情况	上床时间								
	醒来时间								
	睡眠时长								
	夜间醒来次数								
简单备注									
说明：香蕉状（○），硬邦邦状（△），糖稀状（∝），腹泻（≈），便秘（×）									

参考文献

[1] 沙佩罗，米苏隆，库辛 . 麻省总医院抑郁症诊疗指南：治疗新见解和新选择 [M]. 黄明贵，译 . 北京：中国科学技术出版社，2020.

[2] 科尔曼 . 战胜抑郁症：写给抑郁症人士及其家人的自救指南 [M]. 董小冬，译 . 北京：中国人民大学出版社，2019.

[3] 博吉诺 . 抑郁的真相：抑郁症的快乐自然疗法 [M]. 李晓露，徐逸庭，译 . 北京：中国人民大学出版社，2020.

[4] 西格尔，威廉斯，蒂斯代尔，等 . 抑郁症的正念认知疗法 [M]. 余红玉，译 . 北京：世界图书出版公司，2017.

[5] 威廉姆斯，蒂斯代尔，西格尔，等 . 穿越抑郁的正念之道 [M]. 童慧琦，张娜，译 . 北京：机械工业出版社，2015.

[6] 英国 DK 出版社 . 压力心理学 [M]. 安林红，秦广萍，译 . 北京：电子工业出版社，2019.

[7] 戈登 . 抑郁症的非药物疗法 [M]. 王鹏飞，译 . 重庆：重庆大学出版社，2016.

[8] 阿里迪纳 . 正念冥想：遇见更好的自己 [M]. 赵经纬，译 . 北京：人民邮电出版社，2019.

[9] 伊拉迪 . 赶走抑郁的阴霾 [M]. 王岑卉，译 . 北京：人民

邮电出版社，2018.
[10] 科布 . 重塑大脑回路：如何借助神经科学走出抑郁症 [M] . 周涛，译 . 北京：机械工业出版社，2018.
[11] 米尔曼 .Mayo Clinic 个人健康指南 [M] . 杨筱，石洪，译 . 6 版 . 北京：世界图书出版公司，2011.
[12] 威廉姆斯，蒂斯代尔，塞戈尔，等 . 改善情绪的正念疗法 [M] . 谭洁清，译 . 北京：中国人民大学出版社，2009.
[13] 豪维克 . 自愈力 [M] . 杜佳颖，译 . 海口：海南出版社，2020.
[14] 达德 . 正念减压：一个运动者的自我修炼 [M] . 张荣，译 . 北京：中华工商联合出版社，2020.
[15] 野村总一郎 . 抑郁症防治超图解 [M] . 王晓蕊，译 . 北京：中国纺织出版社，2020.
[16] 莱希 . 抑郁和焦虑障碍的治疗计划与干预方法 [M] . 赵丞智，谭宗林，乔慧芬，等，译 . 2 版 . 北京：中国轻工业出版社，2014.
[17] 奥康纳 . 走出抑郁：让药物和心理治疗更有效 [M] . 张荣华，译 . 2 版 . 北京：中国轻工业出版社，2014.
[18] 罗森瓦德，黄天宝，马克施密特 . 战胜抑郁的十二堂课 [M] . 崔丽霞，张晶，译 . 北京：中国轻工业出版社，2014.
[19] 塞尔旺 - 施莱伯 . 自愈的本能：抑郁、焦虑和情绪压力的七大自然疗法 [M] . 曾琦，译 . 北京：人民邮电出版社，2017.

[20] 福田稔．自律神经免疫疗法入门［M］．谢江，金晶，译．上海：东华大学出版社，2013.

[21] 桥本俊彦，桥本雅子．提升自然疗愈力［M］．李俊增，译．武汉：湖北科学技术出版社，2016.

[22] 汪凤炎．中国养生心理学思想史［M］．上海：上海教育出版社，2016.

[23] 俩塞施基安．寻找意义［M］．万兆元，何琼辉，译．北京：社会科学文献出版社，2010.

[24] 弗兰克尔．活出生命的意义［M］．吕娜，译．北京：华夏出版社，2018.

[25] 弗兰克尔．何为生命的意义［M］．郑琛，译．成都：天地出版社，2020.

[26] 斯温伯恩．信仰与理性［M］．曹剑波，译．北京：东方出版社，2020.

[27] 蒂斯代尔，威廉姆斯，西格尔．八周正念之旅：摆脱抑郁与情绪压力［M］．聂晶，译．北京：中国轻工业出版社，2017.

[28] 汉森 L，汉森 F．复原力［M］．王毅，译．北京：中信出版社，2020.

[29] 辛德勒，邵威佳．彻底摆脱过劳症：德国心理医师教你独特的放松方式［M］．上海：东华大学出版社，2016.

[30] 稻津教久，池川明．一看就懂！经皮毒排毒全书［M］．彭菽淇，余新颜，译．北京：中译出版社，2019.

[31] 莲村诚．今天你排毒了吗？［M］．班健，译．青岛：青岛出版社，2015.

[32] 艾布拉姆 . 与身体对话：终结疲惫的自疗启示录 [M] . 刘倩，译 . 北京：北京联合出版有限公司，2017.

[33] 朴玟宣 . 瑞典人为什么不知疲倦 [M] . 施健，译 . 杭州：浙江科学技术出版社，2019.

[34] 辨野义己 . 大便通 ： 便秘、肥胖、衰老与肠道菌 [M] . 甘菁菁，译 . 北京：人民邮电出版社，2017.

[35] 藤田纮一郎 . 一本书了解肠道保养 [M] . 若生凯，译 . 北京：电子工业出版社，2016.

[36] 藤田纮一郎 . 听肠道说话 [M] . 李雨萍，译 . 海口：海南出版社，2017.

[37] 藤田纮一郎 . 大便书 2：藤田纮一郎趣谈身体排放物 [M] . 陈涤，译 . 北京：化学工业出版社，2000.

[38] 恩德斯 . 肠子的小心思 [M] . 钱为，译 . 南京：江苏凤凰科学技术出版社，2016.

[39] 舒尔特 . 便便来了：你的肠子在说啥？ [M] . 周月，译 . 成都：四川科学技术出版社，2019.

[40] 奥伯，辛纳特拉，朱克 . 接地气不生病 [M] . 周利云，译 . 海口：海南出版社，2014.

[41] 杨定一 . 真原医：21 世纪最完整的身心整体健康医学 [M] . 长沙：湖南科学技术出版社，2013.

[42] 中村丁次 . 营养图鉴 [M] . 凉一，译 . 北京：中国轻工业出版社，2019.

[43] 纳贡毕力格，阿茹娜 . 蒙医心身互动疗法 [M] . 武汉：湖北科学技术出版社，2017.

[44] 库赫 . 为什么我们会上瘾：操纵人类大脑成瘾的元凶

[M].王斐，译.北京：中国人民大学出版社，2017.
[45]库恩.致命药瘾[M].林慧珍，关莹，译.北京：生活·读书·新知三联书店，2016.
[46]汤芳，曾海萍.成瘾症[M].北京：中国医药科技出版社，2019.
[47]韩思慧.戒瘾论[M].成都：西南交通大学出版社，2018.
[48]奥特纳.轻疗愈4：敲出自控力[M].王筱，宴刘莹，译.北京：当代中国出版社，2020.
[49]田茂平.心安有方：神奇的弹穴位情绪释放法[M].北京：社会科学文献出版社，2014.
[50]伯恩，布朗斯坦，加拉诺.焦虑缓解手册：如何从焦虑中自愈[M].杨霏儿，译.长沙：湖南人民出版社，2020.
[51]瑞迪，哈格曼.运动改造大脑[M].浦溶，译.杭州：浙江人民出版社，2013.
[52]铃木，菲茨帕特里克.锻炼改造大脑[M].黄珏苹，译.杭州：浙江人民出版社，2017.
[53]马胜学.失衡：为什么我们无法摆脱肥胖与慢性病[M].北京：中信出版社，2018.
[54]华尔斯，亚当森.细胞的奇迹：吃出来的免疫力[M].颜雅琴，译.重庆：重庆大学出版社，2020.
[55]比勒.食物、营养与疾病：比勒医生的营养学忠告[M].梁惠明，译.武汉：河北科学技出版社，2021.
[56]珀尔马特，洛伯格.谷物大脑[M].温旻，译.北京：

机械工业出版社，2015.
[57] 珀尔马特，洛伯格 . 菌群大脑：肠道微生物影响大脑和身心健康的惊人真相［M］. 张雪，魏宁，译 . 北京：机械工业出版社，2018.
[58] 海斯，利利斯 . 接纳承诺疗法［M］. 祝卓宏，魏臻，译 . 重庆：重庆大学出版社 .2020.
[59] 酒井和夫 . 点击睡眠：失眠症的防治［M］. 刘昌汉，译 . 北京：中国轻工业出版社，2002.
[60] 豪利，林德 . 和失眠说再见：让你倒头就睡的秘诀（修订版）［M］. 蒡亚，译 . 北京：中国轻工业出版社，2017.
[61] 蒂利希 . 信仰的动力学［M］. 成穷，译 . 北京：商务印书馆，2019.
[62] 吉尔伯特 . 生活中的毒理学［M］. 周志俊，顾新生，译 . 上海：上海科学技术出版社，2013.
[63] 井上昌次郎 . 失眠治疗与预防［M］. 付义，译 . 济南：山东科学技术出版社，2001.
[64] 柯瑞格 . 睡眠医学：理论与实践［M］. 张秀华，韩芳，张悦，等，译 . 4 版 . 北京：人民卫生出版社，2010.
[65] 倪亚明，颜崇淮，张敬，等 . 微量元素与营养健康［M］. 上海：同济大学出版社，2009.
[66] 卢斯亚尼 . 改变自己：心理健康自我训练［M］. 迟梦筠，孙燕，译 . 重庆：重庆大学出版社 .2012.
[67] 孙伟 . 失眠疗愈［M］. 北京：世界图书出版公司，2018.
[68] 陆林 . 中国失眠障碍综合防治指南［M］. 北京：人民卫

生出版社，2019.

[69] 赵百孝.赵氏百笑灸疗法[M].北京：中国中医药出版社，2020.

[70] 国家卫生健康委.探索抑郁症防治特色服务工作方案.2020年9月.http：//www.nhc.gov.cn/jkj/s7914/202009/a63d8f82eb53451f97217bef0962b98f.shtml

[71] 中国新闻网.CNNIC发布第49次《中国互联网络发展状况统计报告》.2022年2月.https://www.chinanews.com.cn/gn/2022/02-25/9686153.shtml